ÜBER FORTSCHRITTE DER MODERNEN CHIRURGIE

UND ANDERE AKADEMISCHE REDEN

VON

K. H. BAUER

O. Ö. PROFESSOR FÜR CHIRURGIE AN DER UNIVERSITÄT HEIDELBERG
DIREKTOR DER CHIRURGISCHEN UNIVERSITÄTSKLINIK

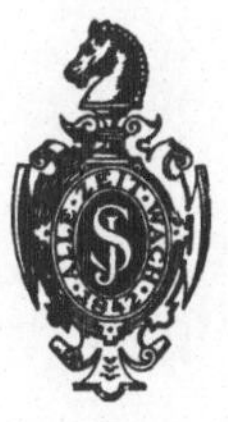

SPRINGER-VERLAG

BERLIN · GÖTTINGEN · HEIDELBERG

1954

ISBN-13: 978-3-540-01776-9   e-ISBN-13: 978-3-642-92617-4
DOI: 10.1007/978-3-642-92617-4

MEINEM LEHRER

RUDOLF STICH

Vorwort.

Das vorliegende Büchlein hat eine kurze Vorgeschichte. Nach
einer Festrede vor der Universitätsgesellschaft Heidelberg „über
Fortschritte der modernen Chirurgie" (21. Nov. 1953) trat Herr
Dr. *Ferdinand Springer* mit dem Wunsch, den Vortrag zu veröffentlichen, an mich heran. Dadurch ergab sich die Möglichkeit,
drei weitere noch nicht publizierte Vorträge, darunter die Festrede auf *Schmieden* zu dessen 70. Geburtstag mit zum Abdruck
zu bringen.

Nun hätten aber diese beiden Vorträge zusammen mit denen
„vom Krebsproblem" und über „Atom und Medizin" kaum ein
Bild darüber vermittelt, inwieweit sich die Umbruchzeiten von
1933 und 1945 in den akademischen Reden eines Chirurgen wider-
spiegeln. Vielleicht läßt die Breslauer Antrittsvorlesung (1933)
etwas davon durchklingen, wie sich der Verfasser in einer für
ihn schweren Zeit vor einer vermeintlich neuen Idealen huldigen-
den akademischen Jugend zu den ewig gleichen Idealen einer
Chirurgia semperviva zu bekennen versuchte. Und wie so ganz
anders waren die Aufgaben, die dem ersten Rektor der Universität 1945/46 gestellt waren! Ich hoffe, der Nachdruck rechtfertigt
sich aus dem Umstand, daß das Heftchen mit den Rektorreden
schon vor der Währungsreform vom Büchermarkt verschwunden war.

In Einem freilich muß der Leser gütige Nachsicht üben: wenn
er auf Wiederholungen stößt. Aber welcher Autor hätte nicht

einige Lieblingsgedanken, die er nicht gerne mehrfach verwendete? Und — Anklänge und Gleichklänge gibt es nicht nur bei Aeschylus!

Natürlich sind die Vorträge nach Gegenstand, Zeit und Anlässen sehr verschieden. Vielleicht aber zeugen sie von der Turbulenz unserer Zeit und ihrer Problematik — wenigstens aus der Sicht eines Chirurgen.

Heidelberg, den 11. März 1954.

K. H. Bauer.

Inhaltsverzeichnis.

1.

Festvortrag (21. Nov. 1953) vor der „Universitätsgesellschaft Heidelberg"
aus Anlaß des 567. Gründungstages der Universität:

Über Fortschritte der modernen Chirurgie.

Wie könnte es anders sein? Chirurgen sind Pragmatiker, Individualisten, Therapeuten um jeden Preis — selbst um den einer gefährlichen Operation und — oft genug noch konstitutionelle Optimisten.

Ist es nun etwa ein falscher Optimismus, wenn die Chirurgen heute von sprunghaften Fortschritten sprechen? Von Fortschritten so jungen Datums, daß die Jüngsten des Fachs tuscheln, die Chirurgie habe überhaupt erst mit ihrer Promotion richtig begonnen!

Und die Älteren? Nun, *alle* Älteren blicken gerne zurück und dann gleich bis auf die *Uranfänge*. Man tadelt an den Chirurgen gerne ihr betontes Standesbewußtsein. Man sollte nachsichtig sein: die Chirurgie hat eine uralte Tradition, bis in die graue, ja, bis in die schwarze Vorzeit zurückreichend.

Während kein anderes Lebewesen seinesgleichen anfällt, überfällt der homo sapiens seinesgleichen mit besonderer Lust und dies seit Urbeginn. *Verwundungen* zeitigen natürlich *Wundversorger*. Schon die Cro-Magnon-Rasse — 30 000 v. Chr.!! — verwendete skalpellartige Mikrolithen und Knochennadeln mit Öhr.

Aber gleichviel, ob diese Instrumente schon eine *Wundnaht* beweisen oder nicht, handgreiflich sind die Beweise für richtige *Operationen* bereits in der Steinzeit. Wir kennen die Instrumente, wir kennen — prähistorisch verbürgt — an über 200 Skeletten eines einzigen Fundorts — ja von Fundorten durch Ozeane getrennt, — als frühesten Eingriff — die kunstgerechte Eröffnung des Hirnschädels, die *Trepanation*.

In der *Steinzeit* war der Stein *das* Geschoß, und die Steinschleuder die erste Fernkampfwaffe. Denken Sie an David und Goliath! Der gefährlichste Treffer war der Splitterbruch des Hirnschädels. Kaum ein Zweifel, unsere Steinzeitkollegen haben Schädelwunden kreisförmig erweitert, ins Gehirn eingedrungene Knochensplitter entfernt und die Knochenränder feinsäuberlich geglättet.

Es gibt noch eine andere Deutung, wenn ich so sagen darf, eine theologische: man hätte mit der Trepanation Dämonen und Teufel aus dem Schädelinneren entweichen lassen wollen. Träfe dies zu, so wären die Urpriester zugleich auch gute Operateure gewesen.

Sie werden fragen: haben das denn die Menschen überstanden? Gewiß nicht alle, bestimmt aber viele, denn wir besitzen zahlreiche Schädel mit sicher jahrelang abgeschlossener Heilung der Trepanationsränder.

Und daß die Instrumente ausreichten, zeigten erst kürzlich peruanische Chirurgen, die mit 5000 Jahre alten Instrumenten aus der Inkazeit eine Trepanation ausführten.

Und nun nach der Steinzeit noch einen Rückblick auf die *Bronze- und Eiszeit*, zugleich auf die älteste „*Kriegschirurgie*" vor 3000 Jahren — bei *Homer* in der *Ilias!*

Von diesem männermordenden Krieg kennen wir alle *Waffen*: Schleuder und Steingeschoß, Pfeil und Bogen, Dolch und Streitaxt, Lanze und Schwert, und von allen Waffen ihren Anteil an den Verwundungen. Mehr als zwei Drittel gehen auf Konto der Lanze, in weitem Abstand folgen Schwert, Pfeil und Stein. Wir kennen auch den ganzen Katalog der damaligen *Kriegsverletzungen*. 147 Verwundungen werden beschrieben, angefangen von der Rißwunde bis zur schwersten Zweihöhlenverletzung, vom Herzsteckschuß bis zum Hirndurchschuß.

Auch gibt es keinen Helden, gleichviel ob *Achill* oder *Hektor*, *Menelaos* oder *Patroklos*, *Ajas* oder *Diomedes*, von dem wir nicht die *Liste der* von ihnen *getöteten Feinde* und deren Todesursachen wüßten.

Überraschend groß sind *Homer's* anatomischen Kenntnisse. Seine Nomenklatur umfaßt 150 anatomische Bezeichnungen. Das sind mehr, als man heute beim gebildeten Laien voraussetzen darf.

Selbstverständlich hat der Oberbefehlshaber *Agamemnon* auch seine „Beratenden Chirurgen"; *Podaleirios* (Ilias II, 732) und und *Machaon* (Ilias II, 732) heißen sie, Söhne des *Asklepios* selbst, große Herren auf Trikka in Thessalien (Iias II, 733):

„Ihnen folgt ein Geschwader von dreißig gebuchteten Schiffen."[1]

Aber lassen wir *Homer*, diesen größten Erzähler, selber erzählen, z. B. von der Verwundung des Menelaos durch die Hand des *Pandoros* (Ilias IV, 134 ff.): es

„ . . . traf der spitzige Pfeil den geschlossenen Gürtel,
Hatte sich eingebohrt in den Gurt von zierlicher Arbeit,
Und war selbst in den kunstvoll gefertigten Panzer gedrungen,
Auch in den Schurz, den er trug, den Leib vor Geschossen zu sichern,
Welcher am meisten ihn schirmte. Allein er durchdrang auch diesen,
Dann aber ritzte der Pfeil dem Helden die Haut an der Fläche;
Dunkelfarben strömte das Blut sogleich aus der Wunde . . .
Also färbten sich Dir, Menelaos, die stattlichen Schenkel
Rot von Blut und die Beine und die zierlichen Knöchel darunter."

Menelaos selbst ist sich der tödlichen Gefahr des Bauchschusses sofort bewußt (Ilias IV, 148 ff.):

„Schauder ergriff Menelaos selbst, den streitbaren Helden.
Aber sobald er die Schnur und den Haken noch außen erblickte,
Strömte der Mut in die Brust ihm zurück, und er kam zur Besinnung."

Sofort wird *Machaon* gerufen[2] (Ilias IV, 21 3 ff.):

---

[1] Zitiert aus der zweisprachigen (griechisch-deutschen) Ausgabe der Tusculum-Bücherei „*Homer Ilias*", übertragen von *Hans Rupé*.

[2] Die Versorgung des *Menelaos* durch *Machaon* findet ihren künstlerischen Niederschlag in der ältesten „illustrierten" Ausgabe der *Ilias* auf Tafel XV der „*Ilias Ambrosiana*" (Cod. F. 205. P. Inf. Bibliothecae Ambrosianae Mediolanensis). Sie wird von Sachverständigen dem 1. Jahrhundert n. Chr. zugeschrieben (Farbreproduktion und Neuausgabe Bern und Zürich 1953). Tafel XV zeigt links von der Mitte des Bildes *Menelaos*, wie er eben durch den Pfeil am Unterleib getroffen wurde und rechts in der Ecke, wie *Machaon* ihn ärztlich versorgt.

„Zog er sofort den Pfeil aus dem festgeschlossenen Gurte;
Aber beim Ausziehn bogen die spitzigen Haken sich rückwärts.
Hierauf löst' er den schillernden Gurt und die Schürze darunter,
Auch die eherne Binde, von Schmiedemeistern gefertigt.
Als er die Stelle besehn, wo der spitzige Pfeil ihn verwundet,
Sog er das Blut und legte mit kundiger Hand ihm die milden
Kräuter darauf, die Cheiron als Freund seinem Vater gegeben."

Aber nicht nur Wundbehandlung, auch eine *Operation* wird beschrieben. So heißt es von *Alexandros*, als er *Eurypylos* verwundet (Ilias XI, 583):

„ . . . er schnellte den Pfeil in den rechten Schenkel hinein; das Rohr brach ab und lähmte den Schenkel."

Patroklos versorgt ihn. Er bringt den Verwundeten (Ilias XI, 843 ff.)

„Sorglich ins Zelt; ein Diener gewahrt es und breitete Felle.
Hierauf bettet er ihn und schnitt mit dem Messer den scharfen
Stechenden Pfeil aus dem Schenkel und spülte davon mit gewärmtem
Wasser das schwärzliche Blut, zerrieb die bittere Wurzel,
Legte sie auf . . . da versiegte das Blut und vernarbte die Wunde."

Aber nicht nur Helden, von der Hand Sterblicher wurden auch *Götter* verwundet, so *Aphrodite*[1] an der Hand (Ilias V, 335-352), *Hades* (Ilias V, 396) und *Ares*. *Paieon* hieß der olympische Chirurg, der die beiden letzteren versorgte. An *Ares* erleben wir: o, wie menschlich sind doch diese Griechengötter! *Sie* brauchen den Schmerz nicht zu verbergen.

Diomedes, von Athene unterstützt (Ilias V, 856 ff.), wagt den Speerwurf[2]:

„Gegen die Weiche des Bauchs, wo die eherne Binde sich anschloß:
Dorthin traf er den Gott und zerfleischte die blühende Haut ihm,

---

[1] Entzückend die Darstellung in der oben zit. *Ilias Ambrosiana*, Tafel XIV: *Aphrodite*, von links kommend, zeigt dem thronenden Zeus anklagend die verwundete Linke, während rechts auf dem Bilde *Hera* und *Athene* „mit stichelnden Worten" (Ilias V, 418/ff.) auf Zeus, den Kronion, einreden, der dann auch „lächelnd" der goldenen Aphrodite einen zarten Verweis erteilt (Ilias V, 428 ff.): „Töchterchen, dein Geschäft sind nicht die Werke des Krieges. Ordne du lieber hinfort die lieblichen Werke der Hochzeit. Jene besorgt Athene und der rüstige Ares."

[2] In der *Ilias Picta Ambrosiana* dargestellt auf Tafel XVII.

4

Zog dann die Lanze zurück. Da brüllte der eherne Ares
Laut, als schrieen zugleich neuntausend oder zehntausend
Männer im Kriege: so brüllte der unersättliche Ares."

Zeus[1] gebot dem *Paieon*, ihn zu heilen (Ilias V, 899 ff.). Er legt lindernde Kräuter auf. Und nun kommt ein wunderbares Gleichnis, die Blutgerinnung betreffend:

„Schnell wie die weiße Milch von Feigenlabe sich eindickt,
Flüssig zuvor, doch bald gerinnt sie unter dem Rühren:
Also schloß sich die Wunde sofort dem tobenden Ares."

Wie sich's gebührt, ging der Chirurg auch in die Hauptkampflinie. Dort traf *Alexandros*, der lockigen Helena Gatte, *Machaon* (Ilias II, 506)

„Rechts an der Schulter mit dreigezacktem Pfeil ihn verwundend."

So wird Machaon, der Arzt, „ . . . selbst bedürftig des kundigen Arztes".
An *Machaon* erfahren wir, wie hoch der Arzt bei *Homer* im Kurs steht (Ilias XI, 510 ff.):

„Eilend sprach *Idomeneus* jetzt zum göttlichen *Nestor:*
Nestor, Neleus' Sohn, Du großer Ruhm der Achaier,
Schnell! Besteige Dein Wagengefährt, auch trete *Machaon*[2]
Neben Dich; lenke sofort zu den Schiffen die stampfenden Rosse,
Denn ein Arzt ist höher denn viele and're zu achten,
Pfeile herauszuschneiden und lindernde Kräuter zu streuen.

ἰητρὸς γὰρ ἀνὴρ πολλῶν ἀντάξιος ἄλλων (Ilias XI, 514).

Es ist dies die dichterisch älteste Würdigung chirurgischen Tuns!

Aber nun machen wir einen großen, großen Sprung, und eilen in einem Atemzug über 3000 Jahre hinweg in die *Neuzeit und Jetztzeit!*

---

[1] Ebenso wie *Aphrodite* (s. o.) redet, so klagt auch *Ares* vor *Zeus* in Gegenwart von *Hera, Athene* und *Apollo,* daß er von einem Sterblichen verwundet wurde: Darstellung auf Tafel XXIII der *Ilias Picta* (s. o.).

[2] Auch diese Szene (*Machaon* auf dem Kampfwagen *Nestors*) ist in der *Ilias Ambrosiana* auf Tafel XXXVI rechts im Hintergrund des Schlachtgetümmels dargestellt, ebenso wie *Patroklos* sich in *Nestors* Zelt nach dem Befinden *Machaons* erkundigt (Tafel XXXVII).

Wahrlich, 10 000 Jahre Chirurgie zuvor verblassen gegenüber dem Aufschwung seit Ende des letzten Jahrhunderts.

Doch zuvor noch ein kurzes Ritardando! Was gibt es zu denken: aus *Kunst und Dichtung* stammen die schönsten Zeugnisse über Chirurgie allesamt aus der Zeit *vor* ihren großen Triumphen! Ich beschränke mich auf drei Beispiele.

Im Prado hängt aus der Zeit um 1500 das wunderbare Bild[1] eines unbekannten Meisters — eines großen Meisters, sonst hinge es nicht im Prado! — es zeigt die Heiligen *Cosmas* und *Damian*, wie sie eben einem Gläubigen sein nach Spaltung einer schweren Zellgewebseiterung nicht geheiltes hellhäutiges Bein durch das Bein eines eben verstorbenen Äthiopiers ersetzt haben. So ist der Traum um 1910, der Traum von der Überpflanzbarkeit menschlicher Organe von einem Menschen auf den anderen, schon als Heiligenwunder vorweggenommen — das Bild vor über 400 Jahren ein Meisterwerk mittelalterlicher Malerei!

Von 1501 stammt die ergreifendste Darstellung einer Operation in der *Plastik*, und zwar am Hochgrab Kaiser Heinrichs II. im Dom zu Bamberg, von der Hand *Tilman Riemenschneiders*.[2] Der Heilige Heinrich war an einem Blasenstein erkrankt und hatte sich nach Monte Cassino begeben, um sein Ende zu erwarten. Er liegt mit der schweren Kaiserkrone auf dem Haupt schlafend zu Bett. Der Heilige Benedikt steht am Krankenlager und hat soeben durch „Steinschnitt" — das Operationsmesser ist noch in seiner Hand zu sehen — den Stein entfernt.

In dieser Darstellung ist alle Chirurgie symbolisiert: der darniederliegende Kranke, der helfende Arzt am Krankenlager, die Operation im Schlafe und das Erwachen — was sollte den Kran-

---

[1] Vorzüglich reproduziert in J. Lassaigne, „Spanish Painting from the Catalan Frescos to el Greco" (Skira-Verlag, Genf 1952, S. 86). Dort wird das aus San Francisco de Guadalajara stammende Bild (mit Fragezeichen) Fernando del Rincon (?—1517) zugeschrieben.

[2] Näheres in K. Gerstenberg, Tilman Riemenschneider. Wien 1941. S. 33 ff.

ken mehr überzeugen? — das Erwachen mit der herausgenommenen Krankheit, dem Stein, in der erwartungsvoll halbgeöffneten Hand.

Und in der Dichtkunst? *Goethe* läßt Wilhelm Meister nach dem Studium der Anatomie Wundarzt werden. Er muß Eindrucksvolles gesehen haben, wenn ihm Goethe die Worte in den Mund legt: „Der Chirurg widmet sich dem göttlichsten aller Geschäfte: ohne Wunder zu heilen und ohne Worte Wunder zu tun." Das war 1829!

Aber treten wir nun ein in die *Neuzeit*!

Das ganze Mittelalter hindurch und bis zum Krieg 1870 war der Chirurg bloßer Externist. Seine Möglichkeiten beschränkten sich auf die äußeren Bedeckungen und auf die Gliedmaßen, die Krankheiten der inneren Organe betreute der Internist. Das Eindringen ins Körperinnere verboten die Schreckgespenster der Wundinfektion und des Wundschmerzes.

Die *Neuzeit* beginnt für die Chirurgie in den siebziger Jahren. Die große Wende ist charakterisiert durch den Einzug der Naturwissenschaften in die Methoden und Technik des Chirurgen. Die neue Ära wird eröffnet durch klar definierte chemische Substanzen: Chloroform, Aether, Lachgas und Chloräthyl. Wir Heutigen können das Revolutionäre kaum mehr erfassen. Es galt als Vermessenheit, ja Sünde, das Bewußtsein auszuschalten und den Menschen willenlos einem anderen Menschen preiszugeben.

So ist denn auch das Aufkommen der Narkose von Tragik umwittert. *Wells*, der das Lachgas einführte, endete durch Selbstmord, und von den Vätern der Aethernarkose verfiel *Jackson* in geistige Umnachtung und *Morton* endete im Elend. Offenbar ist es gefährlich, den Fachgenossen voran zu sein. Den Lohn ernten Spätere.

Für die Anwendung jener furchtbaren Gifte — heute sagen wir Narcotica — bedurfte es damals noch der Genehmigung des

Staatsoberhauptes. Der König von England legte ein Gesuch um Freigabe der Narkose der Academie Française vor. Sie lehnte es „als lächerlich" ab. Etwas mehr Glück hatte in Berlin der Chirurg *Dieffenbach*. Sein Preußenkönig machte die Anwendung des Chloroforms am Menschen abhängig von der Vorerprobung am Tier, und zwar an einem — — Bären, dem der Star gestochen werden sollte. In der Angst vor dem Bären tropfte man natürlich heftig. Der Bär erwachte nicht wieder. Aber er bekam wenigstens ein Denkmal. Paul *Heyse* lieferte die Inschrift. Sie lautet:

> „Ein ärztliches Kollegium
> Ging mit dem Vieh zu menschlich um . . .
> Der Bär ist nun ein toter Mann.
> Das Chloroform hat Schuld daran."

Aber schnell wurde „Chloroformieren" ein Allerweltsbegriff und für den Chirurgen eine tägliche Methode! Chloroform und Aether nahmen der Operation ihren größten Schrecken, befreiten den Operateur von allen Abwehrbewegungen des Kranken und bescherten ihm Zeit für schonliches und exakt anatomisches Operieren.

Mit der Narkose war *eine* Grundvoraussetzung für eine stürmische Entwicklung der Operationskunst erfüllt. Es blieb aber noch das größte Schreckgespenst, das Kindbettfieber der Gebäranstalten und in den Kliniken der „Hospitalbrand". Letzteren kennt heute niemand mehr, aber bedenken Sie, was das Wort besagte: „Brand" als Ausdruck für das Absterben operierten Gewebes, „Hospitalbrand" und Kindbettfieber als Anklage, daß das Krankenhaus selbst diese Würgengel züchtete. Wohl hat *Semmelweis* die Zusammenhänge der Kontaktinfektion schon 1847 klar erkannt und die Händedesinfektion der Ärzte mit Seifenwasser und Chlor gefordert. Aber auch *Semmelweis* unterlag seinen Widersachern unter den Kollegen.

Die geschichtliche Wende brachten die Arbeiten *Pasteurs* über Fäulnis und Gärung. Aus ihnen zog 1867 Lord *Lister* die Folge-

rung, daß den Bakterien durch chemische Mittel zu Leibe zu
rücken sei. Karbolsäurenebel umschwebten Kranke und Arzt, als
die *Antiseptik* begann. „Listern Sie schon?" war damals die Ge-
wissensfrage auf Modernität.

Aber noch wichtiger wurden Robert *Kochs* „Untersuchungen
über die Ätiologie der Wundinfektionskrankheiten". Er zeigte,
daß die verschiedenen Wundinfektionen durch ganz verschiedene,
aber gut unterscheidbare Bakterienarten verursacht würden.

Die Fortentwicklung war stürmisch. Ging es der Antiseptik
darum, die Wundkeime noch in der Wunde chemisch zu töten,
so ging die neue Richtung, die *Aseptik*, darauf aus, durch Steri-
lisierung von Instrumenten, Handschuhen, Verbandstoffen etc.
die Keime von vornherein physikalisch von der Wunde fernzuhalten, also keimfrei zu operieren.

Bedenken Sie, was das damals bedeutete: das Schreckgespenst
für alle bisher operierenden Ärzte war demaskiert, das Rätsel
um den „Hospitalbrand", das Kindbettfieber und die Wundinfektion überhaupt gelöst und der Bann endgültig gebrochen.
Hinzu kam noch seit 1891 die alles in allem wesentlich ungefährlichere *örtliche Betäubung*, eingeführt von Carl Ludwig *Schleich*,
der dafür auf dem Chirurgenkongreß zunächst einmal offiziell
abgekanzelt worden war.

Unter dem Schutz von Asepsis, Narkose und örtlicher Betäubung begann der Generalansturm auf die inneren Organe, vom
Blinddarm und den Gallensteinen, dem Kropf und dem Magengeschwür zum Lungenabsceß und zur Hirngeschwulst. Der Chirurg, der ehemalige Externist, konnte eine immer größere Zahl von
internen Krankheiten behandeln, und immer mehr wurde die
Chirurgie zur Fortsetzung der inneren Medizin mit anderen,
d. h. buchstäblich „eingreifenden" Mitteln.

Man spricht oft von der Heroenzeit der Chirurgie. Es ging
auch wirklich heroisch zu. Die Operationen wurden sehr viel
zahlreicher, zugleich größer, schwerer und längerdauernd. Die
Operationsmethoden gingen bald in die Tausende und ihre spezialistische Darstellung erfordert vielbändige Handbücher.

Was charakterisiert aber nun die *Jetztzeit,* die Zeit seit 1945? Bestimmt werden Sie nicht von mir erwarten, daß ich auf irgendwelche spezielle Operationsmethoden eingehe. Auch spreche ich natürlich nicht von meiner Klinik oder mir, sondern nur von meinem Fach schlechthin. Hier sind wirklich große Fortschritte immer nur solche der Allgemeinen Chirurgie, d. h. solche, die die Lehre von den Krankheiten in irgend einer Grundfrage betreffen oder — und nur davon will ich sprechen — die allen oder wenigstens allen größeren Eingriffen zugute kommen.

Gehen wir aus von der Anti- und Aseptik! So ungeheuer damals ihr Fortschritt, so eindeutig später die Grenzen. Alle Aseptik ist nur zu 95% verläßlich, ihr Bakterienfangnetz hat also ein großes Loch. Wir können mit ihren Methoden wohl die von außen kommenden Bakterien weitgehend fernhalten, aber nicht die im Körper selbst befindlichen. Hier setzt die *Chemotherapie der bakteriellen Infektion* ein. Prontosil, Cibazol und die vielen anderen *Sulfonamide* bieten den Bakterien ein schwefelhaltiges Molekül an, welches die Keime gierig aufnehmen, sich dadurch aber zugleich den Platz für einen lebensnotwendigen Stoff, die p-Aminobenzoesäure, blockieren. Sie werden dadurch in ihrer Vitalität geschädigt und für die Abwehrzellen des Körpers leichter überwältigbar.

Noch vielseitiger sind die sog. *Antibiotica,* wie Penicillin, Streptomycin, Aureomycin etc. Hier handelt es sich um die Produkte bestimmter Pilze, die im Kampf ums Dasein mit ihren Konkurrenten Stoffe produzieren, die die Bakterien auf dem gemeinsamen Nährboden abtöten. Spritzt man diese echten Naturprodukte dem Menschen ein, so werden auch dessen Bakterien so entscheidend geschwächt, daß der Organismus sie zu überwältigen vermag.

Natürlich sind die Dinge in Wirklichkeit komplizierter, der Effekt für die Chirurgie ist aber leicht ablesbar: wir können mit diesen Sulfonamiden und Antibioticis den Körper vor und nach großen Operationen weitestgehend vor Wundinfektionen schüt-

10

zen und bei infektiösen Komplikationen sofort wirksam eingreifen.

Ja, wir wagen heute manche Eingriffe, weil wir die früher unvermeidbare Wundinfektion nunmehr verhüten können. Der Speiseröhrenkrebs z. B. galt bis vor 5 Jahren für unheilbar. Nicht, weil man ihn nicht technisch hätte bewältigen können, sondern nur, weil jedesmal die Infektion der Brusthöhle oder des Mittelfelles das Resultat zunichte machte. Seit solche Kranke unter dem Schutz der Antibiotica operiert werden, werden sie in der großen Mehrzahl mit dem Eingriff fertig.

In vielen Fällen treiben wir die Chemotherapie nicht einfach, wenn ich so sagen darf, blind, sondern „gezielt", d. h. wir lassen die betreffenden Keime vom Bakteriologen auf ihre Empfindlichkeit für Sulfonamide und Antibiotica austesten und geben dann jeweils nur den für den betreffenden Fall optimal wirksamen Stoff.

Die alte äußere Anti- und Aseptik und die neue chemotherapeutische innere Antiseptik ermöglichen heute viele neue Eingriffe, machen alte große Eingriffe ungefährlich und senken die Sterblichkeit um den Betrag, der früher zu Lasten von Infektionen der verschiedensten Art gegangen ist.

Ähnlich steht es mit der modernen *Anaesthesie*. Früher war für die meisten Eingriffe die tiefe Chloroform- oder Äthernarkose die Methode der Wahl. Das bedeutet subjektiv Angst vor der Narkose, während des Annarkotisierens das Gefühl brutaler Überwältigung und Erstickung, Exzitation und Kampf, objektiv eine Art von Vergiftung durch die tiefe Narkose und üble Nachwehen. Zu der Belastung durch die Krankheit oder Verletzung, zu der Belastung durch die Operation kam die Belastung durch die Narkose schwerwiegend noch hinzu, von Narkosekomplikationen ganz zu schweigen.

Hier kann man ruhig sagen: es hat sich alles grundlegend geändert! Werfen wir einen Blick auf den Wandel der Narkosen im Laufe der Jahrzehnte: bis 1900 Vorherrschaft des Chloroforms, seit der Jahrhundertwende Siegeszug des Äthers, gleichzeitig immer stärkerer Raumgewinn von seiten der wesentlich ungefährlicheren örtlichen Betäubung.

Und heute? Am sinnfälligsten wird die Wandlung, wenn wir für Heidelberg die Betäubungen von 1935 denen von 1953 gegenüber stellen. 1935: 74% örtliche- und Rückenmarksbetäubung und nur 26% Narkosen! 1953: überhaupt keine Rückenmarksbetäubung mehr, nur noch 8% örtliche Betäubung und 92% Narkosen!

Es leuchtet ein, ein solch grundlegender Wandel ist nur denkbar, wenn die Allgemein-Betäubung subjektiv angenehm, wirklich angenehm, d. h. angenehm wie natürlicher Schlaf und wenn zugleich die Allgemein-Betäubung praktisch völlig ungefährlich geworden ist.

Worauf ist nun dieser Wandel im einzelnen zurückzuführen? Einmal auf die Einführung der *Schlafmittelnarkotica,* auf die sog. Barbiturate, beginnend mit dem Avertin — seine Einführung verdanken wir unserem Herrn *Eichholtz* — und heute vor allem aber dem Evipan oder Pentothal.

Mit diesen Schlafmittelnarkoticis schläft der Mensch ein, sorglos wie ein spielmüdes Kind — das Operationserlebnis fällt weg — er wacht ohne Nachwehen auf und die Rückerinnerung ist oft so völlig ausgelöscht, daß der Operierte oft genug kategorisch bestreitet, operiert zu sein, bis ihn erst Wundschmerz und Verband überzeugen, daß die ganze Operation schon vorbei ist.

Von den 92% Narkosen kommen bei uns 87% auf Barbiturat, also auf Schlafmittelnarkosen. Sie ersehen daraus, daß der Umschwung ganz wesentlich auf diese neuen, subjektiv so angenehmen und psycheschonenden Narkotica zurückzuführen ist.

Sodann ist der Umschwung zurückzuführen auf *muskelerschlaffende Mittel* nach Art des indianischen Pfeilgiftes *Curare.* Während früher die für die meisten Operationen unerläßliche Muskelerschlaffung nur durch Lähmung der motorischen Hirnzentren, also nur durch tiefe Narkose erzielt werden konnte, wird heute durch Curare ganz unabhängig von der Tiefe der

12

Narkose nur die periphere Muskulatur selbst erschlafft. Das bedeutet Wegfall jeglicher Muskelabwehr, Fortfall aller Muskelarbeit für den Narkotisierten und für den Operateur eine enorme Erleichterung der Operation und großen Zeitgewinn. In unserer Klinik wurden im letzten Jahr in 50,4% aller Operationen muskelerschlaffende Mittel[1] angewendet.

Nun wird aber natürlich mit dem Curare, mit der allgemeinen Muskelerschlaffung auch die Atemmuskulatur erschlafft und die lebensnotwendige Atmung allmählich immer flacher.

Hier kommt der *dritte Fortschritt* der modernen Anaesthesie, die sog. *Intubation,* zu Hilfe, d. h. die unter der beginnenden Muskelerschlaffung meist leichte Einführung eines Atemtubus in die Luftröhre mit sofort anschließender Narkose und Beatmung durch diesen Tubus hindurch.

Von nun ab braucht der Patient buchstäblich nicht einmal mehr selber zu atmen. Vielmehr besorgt dies der Anaesthesist durch langsame rhythmische Bedienung des Atembeutels, der dem Kranken das schonlichste Narkoticum, das es überhaupt gibt, Lachgas, und zugleich optimal Sauerstoff, zuführt. Die allgemeine Betäubung ist nun ruhiger, ganz ruhiger Schlaf, ohne jede Anstrengung bei rosigem Aussehen und ohne unangenehme Nachwirkung.

Für Herz- und Lungenoperationen (s. S. 22) sind die Intubationsnarkosen mit Barbiturata, Curare, Lachgas und Sauerstoff weitestgehend Voraussetzung ihrer schonlichen Durchführung. Aber auch in der alltäglichen *Bauchchirurgie* hat sich diese moderne Anaesthesie-Form schnell durchgesetzt. In der Zeit von Januar 1950 bis Juli 1952 wurden an unserer Klinik[2] 1841 Anaesthesien bei Bauchoperationen, davon 980 Intubationsnarkosen mit Curarewirkung ausgefüllt.

---

[1] Alle einschlägige Literatur findet sich zusammen mit einem Bericht über „Vergleichende Untersuchung der muskelerschlaffenden Mittel" in der Habilitationsschrift meines Mitarbeiters *R. Frey* (Ergebnisse d. Chir. u. Orthop. **38,** 286 (1953)).

[2] s. C. v. *Lüttichau,* H. *Georg,* u. E. *Krabbe:* Die Intubation und die Anwendung von Curare bei 1841 Eingriffen im Bauchraum. Chirurg **24** (1953).

Das Ziel der Narkose ist heute die „Homoiostase", d. h. die volle Aufrechterhaltung des physiologischen Gleichgewichtes aller vitaler Funktionen, besonders von Atmung und Kreislauf. Über viele Stunden hinweg wird der systolische und diastolische Blutdruck auf gleicher Höhe gehalten, ebenso die Atem- und Pulsfrequenz, gewissermaßen als ob überhaupt nichts geschehe, während in Wirklichkeit z. B. die ganze Lunge einer Seite herausgenommen, also eine sog. Pneumonektomie ausgeführt wird.

Selbstverständlich wird heute alles Instrumentelle und alles Zubehör in eleganten Apparaten — das ist das vierte Charakteristikum der modernen Anaesthesie — zusammengefaßt. Lachgas und Sauerstoff aus Bomben, der Tubus, Atembeutel, Schlauchsystem, Absorber für die Kohlensäure der Ausatmungsluft, alles ist leicht regulier- und ablesbar in großen *Narkoseapparaturen* vereinigt.

Sicherlich ist es erlaubt, darauf hinzuweisen, daß die Schlafmittelnarkotica wie Avertin und Evipan, daß das Curare, die Intubation und die ersten Narkoseapparaturen alles deutsche Erfindungen sind. Was aus den USA gekommen ist, sind nur die standardisierten und stabilen Curarepräparate, die kombinatorische Durchorganisation und aus England die Überführung aller Maßnahmen in die Hände eines neuen Spezialisten, des Anaesthesisten.

Vielleicht darf ich hier ein Wort zum Problem „Anaesthesist" einschalten. In USA hat die Entwicklung einen unerfreulichen Weg genommen. Chirurgen und Anaesthesisten bekämpfen sich durch Manifeste und während die einen in New York tagen, tagen die anderen gleichzeitig in San Francisco.

In Deutschland ist die Entwicklung in organischem Wachstum begriffen. Was die chirurgischen Spezialfächer anbelangt, so hat die alte chirurgische Stammeiche manchen chirurgischen Ableger neidlos zu einem neuen Bäumchen oder Baum sich entwickeln sehen. Keiner hat je der gemeinsamen Wurzel, der Allgemeinen Chirurgie, entraten können und die Chirurgie ist zu gleicher Zeit immer nur größer, mächtiger und umfassender geworden. Demgegenüber ist die Anästhesie vergleichbar einem neuen, jungen, lebenskräftigen Seitentrieb, der dazu bestimmt ist, sich am Stamm der alten Eiche zu einem neuen mächtigen Ast zu entwickeln.

Immer deutlicher zeichnet sich die Gesamttendenz nach der Richtung der Arbeitsteilung als Voraussetzung höherer Leistung ab: der Anaesthesist übernimmt nicht nur die eigentliche Narkose, sondern zugleich auch die Maßnahmen, die sich aus dem Endziel der Homoiostase ergeben, also die Überwachung von Herztätigkeit, Kreislauf, Atmung, Körpertemperatur, Blutdruck etc., während sich der Operateur ausschließlich der Durchführung der Operation selbst widmet. Wer Paradoxa liebt, könnte sagen: bei einer modernen großen Operation ist der Anaesthesist der Spezialist für alles Nichtspezialistische, also der Allgemeinchirurg, während der Operateur Spezialist für die spezialistische Operation, also Spezialchirurg ist.

Der Operateur kann den Kranken nicht selbst narkotisieren und der Anaesthesist ihn nicht operieren, aber Operateur und Anaesthesist arbeiten im gleichen Haus, im gleichen Raum, zu gleicher Zeit am gleichen Kranken. Ernste Zusammenarbeit ist u. E. die einzig natürliche und einzig mögliche Folgerung, nicht nur unter dem gemeinsamen Dach der Kliniken, sondern auch auf Kongressen.

Unter der Fortentwicklung der modernen Anaesthesie haben sich nicht nur die Narkosen fortschreitend humanisiert, sie sind nicht nur sehr viel gefahrenärmer geworden, sie haben auch vielfach zu einer Erweiterung der Operationsanzeigen[1] geführt und vor allem bei übergroßen Krebsoperationen, großen Eingriffen am Gehirn und ganz besonders in der Herz-Lungenchirurgie viele Eingriffe und ihre Ausdehnung über viele Stunden überhaupt erst ermöglicht.

---

[1] S. hierzu aus der Heidelberger Klinik: *Frey,* R. und O. *Just,* Die Erweiterung der Operationsindikationen durch die modernen Narkoseverfahren. Chirurg **22,** 224 (1951).

Das vieldiskutierte Problem „Operateur und Anaesthesist"
läuft also hinaus auf Zusammenarbeit zum Zweck der Arbeitsteilung, beides als Voraussetzung höherer Leistung bei geringerer
Gefahr.

Seit 1943 hat sich als dritter Fortschritt auch die Bluttransfusion zur Blutkonserve und Blutbank[1] fortentwickelt. Wiederum
sind die letzteren beiden nicht von Amerikanern erfunden worden,
aber beides in USA großartig organisiert und ausgebaut worden
und dies aus verständlichen Gründen. Die großen Seeschlachten im
Pazifik, der plötzliche Anfall vieler Schwerverletzter und die unüberbrückbaren Entfernungen zu den nächsten Landbasen brachten auf den einzigen Versorgungsplätzen, den Lazarettschiffen,
ein unerträgliches Mißverhältnis zwischen dem Blutbedarf der
Verwundeten und der minimalen Zahl verfügbarer Spender.
Diese schwere Not verdichtete sich zu dem Ruf nach Blutersatzmitteln. Sie sind alle wässeriger Natur. Aber schon ein
altes englisches Sprichwort sagt: „Blut ist dicker als Wasser".
So verdichtete sich die Not zu dem Ruf nach Blutkonservierung
als Voraussetzung des Bluttransportes auch über größte Entfernungen. Die Blutkonservierung wurde schnell entwickelt, bald
kamen die „Blutbanken". Man legte in der Heimat Blut an, hortete Blut, um es bei Abruf im Pazifik wieder auszugeben.
44% aller Amerikaner haben in der Kriegszeit freiwillig gespendet! Die Blutkonserven wurden über Tausende von Seemeilen nach dem Pazifik und später nach Europa geflogen. Im
Pazifik standen für 100 Verwundete 80 l Blutkonserven zur Verfügung. Von 1939—45 wurden über 8 Millionen l Blut in Blutkonserven verwandelt. Man hat ausgerechnet, daß unter sonst
völlig gleichen Bedingungen die Bluttransfusionen allein von je
100 000 Verwundeten 4600 Verwundeten das Leben rettete, das
unter gleichen Bedingungen im ersten Weltkrieg verloren war.

---

[1] Ich beziehe mich hier auf einen von mir in Stuttgart, Freiburg/Br.,
Mannheim und in Mainhardt gehaltenen Vortrag über „Probleme der Blutübertragung und des Blutspendedienstes" (Dtsch. med. Wschr. 77, 597 [1952]).

Auch *im Frieden* gehört den „Blutbanken" oder besser ausgedrückt, den Blutspendezentren die Zukunft, vor allem wegen der vielen großen *Vorteile der Blutkonserven.* Das Blutspenden ist sehr, sehr einfach. Eine Venenpunktion (in örtlicher Betäubung, wenn gewünscht) genügt. Auch die Blutübertragung ist nicht schwieriger, als eine intravenöse Injektion. Eine Syphilisübertragung ist ausgeschlossen. Sodann ermöglichen die Blutkonserven überhaupt erst jene übergroßen Eingriffe, bei denen drei, vier oder fünf Liter Blut gebraucht werden. Braucht man in höchster Not, vor allem beim Entblutungsschock eine sofortige und schlagartige Druckerhöhung im großen Kreislauf, so kann man die lebensnotwendige Mindestdurchblutung der Kranzgefäße des Herzens, der Hirn-, Leber- und Nierenarterien, durch eine intraarterielle Blutübertragung[1], also durch eine Einspritzung von Blut entgegen dem Blutstrom in irgendwelche Schlagadern sicherstellen. Aber auch dafür sind sofort greifbare Blutkonserven die unbedingte Voraussetzung. Endlich erlauben erst die Blutkonserven notfalls mehrerer Blutspendezentren bei plötzlichen Massenunglücksfällen bei der Eisenbahn, bei Explosionskatastrophen oder in Bergwerken einen Großeinsatz ohne Zeitverzug.

In unserer Klinik betrug die Zahl der Blutübertragungen vom Spender zum Empfänger im Jahre 1947 bereits 1200. 1952 ist die Zahl der Blutkonserven auf 2320 im Jahr gestiegen. Sie ermessen daraus die Bedeutung einer eigenen Blutspenderzentrale für den täglichen Betrieb einer einzigen Klinik.

Einen weiteren Fortschritt bedeutet die *Schockbehandlung* und *Schockverhütung.* Der Operationsschock war früher eine fatalistisch hingenommene Operationsfolge. Heute spielt der Verletzungsschock eine ständig steigende Rolle, vor allem dank der Schwerpunktverlagerung der Unfälle seit der Jahrhundertwende.

---

[1] Vgl. hiezu die Erfahrungen der Klinik v. *Lüttichau,* E.: Über die intraarterielle Bluttransfusion bei schwersten Schockzuständen. (Chirurg. 23, 182 [1952]).

Wir leben nicht mehr in der Zeit überwiegend landwirtschaftlicher
oder gewerblicher Unfälle, wie um die Jahrhundertwende. Heute,
im Zeitalter der Technik und des Verkehrs, leben Millionen von
Menschen, vor allem in den Betrieben, aber auch auf den Ver-
kehrswegen, im Bereich zunächst zwar gebändigter, aber nur
zu oft plötzlich entfesselter Großenergien. Bei Verkehrsunfällen,
Bergwerksunglücken, Flugzeugabstürzen, Eisenbahn- und Explo-
sionsunglücken und ganz besonders bei der Kombination mehr-
facher Verletzungen ist es immer letzten Endes der ganze Mensch,
der durchgerüttelt und durchgeschüttelt wird, und diese Commotio totalis, das ist eben der Schock.

Schock bedeutet Absacken des Blutes in seine Depots, Absinken
der zirkulierenden Blutmenge, akutes Kreislaufversagen und
höchste Lebensgefahr. Angesichts der vita minima im Schock
gab man früher Kreislaufmittel. Heute verzichtet man auf diese
Peitschenhiebe für gesunde Kreislauforgane. Heute behandeln
wir den Schock nach der Faustregel: füllt Gefäßsystem und Herz
mit Blut auf und gebt dem Blut Sauerstoff! Das meiste andere
leistet der Organismus selbst.

Wir machen also als Dringlichstes beim Schock Infusionen,
Bluttransfusionen zur Wiederauffüllung des Gefäßsystems. Wir
beatmen den Verletzten optimal mit Sauerstoff, führen langsam
Wärme zu und bringen ihn, wenn er versorgt ist, ins Sauerstoff-
zelt.

Und neuerdings ist uns noch eines vergönnt: wir können der
Anpassungskraft des Organismus das Letzte abverlangen. Die
Anpassung ist eine Elementarfunktion des Lebens. Sie erlaubt es
z. B., uns Lichtstärken zwischen 1 und dem 10 000fachen zu adap-
tieren und bei Temperaturen zwischen —40 und +40 unsere 37°
festzuhalten. Diese Grundfunktion steht unter der Regulation
von Hypophyse und Nebennierenrinde, zwei hormonprodu-
zierenden Drüsen. Das Hypophysenhormon ACTH und das
Nebennierenhormon Cortison helfen uns, jegliche Form von
„Stress", jede Notsituation, gleichviel ob nach Verletzung oder
Operation, sehr viel leichter zu überbrücken. Der Verbrennungs-

18

schock z. B. kostete früher dem Menschen das Leben, wenn 30% der Körperoberfläche verbrannt waren. Mit ACTH und Cortison sind inzwischen bereits Kranke mit 70% verbrannter Hautfläche durchgebracht worden.

Aber ebenso wichtig ist die Schockverhütung, vor allem bei großen Operationen als Folge von Blutverlust und von Resorption zellulärer Giftstoffe aus dem Wundgebiet. Letztere vermeidet man weitestgehend durch elektrochirurgisches Vorgehen, besonders bei großen Weichteiloperationen. Auf diese Weise und mit weiteren, gleich noch zu besprechenden Mitteln läßt sich der Operationsschock heute weitestgehend verhüten.

Leitet man nämlich wie bei der Diathermie hochfrequenten Wechselstrom durch den Körper, so kann man statt mit dem scharf schneidenden chirurgischen Skalpell die Gewebe mit einer feinen Nadel präparieren und durchtrennen. Die dabei im Gewebe selbst entstehende sog. *Joule*'sche Wärme dichtet die Gewebespalten ab, lötet die Haargefäße und Lymphbahnen so weit zu, daß es zu kaum einer Resorption von Wundstoffen kommen kann. Der „Wundschock" wird verhütet, desgleichen der „Ausblutungsschock" dadurch, daß das bei der Operation verlorengehende Blut Tropfen für Tropfen sofort wieder ersetzt wird.

Halten wir an dieser Stelle einen Augenblick inne! Bedenken Sie bitte, was das heißt: im Zeitalter der Naturwissenschaften hat es der Chirurg gelernt, das Bewußtsein auszuschalten, den Schmerz völlig zu betäuben, die Bakterien von außerhalb fernzuhalten, die Bazillen innerhalb des Körpers zu bekämpfen, dem Betäubten die Atmung abzunehmen, verlorenes Blut wieder voll zu ersetzen, dem Schock zu begegnen, oft den Atemstillstand und in glücklichen Fällen sogar den Herzstillstand zu beheben! Was Wunder, wenn das alles nur diesseitig gebundene Operateure zu letzter Kühnheit reizt, *das* nämlich zu operieren, was man technisch operieren *kann*, statt dessen, was man operieren *muß*.

Aber wir sind noch nicht am Ende der Neuerungen. Jahrmillionen marschiert der Mensch über diese Erde mit seinen Naturkonstanten der Atem- und Pulsfrequenz, der Körpertemperatur um 37° und seines Blutdrucks um 120 mm Hg.

Heute greift der Chirurg bewußt und planmäßig auch in diese Naturkonstanten ein. Sprechen wir zuerst von der *künstlichen Blutdrucksenkung*, der kontrollierten *Hypotonie!*

Es leuchtet ein: der Druck im Röhrensystem der Blutgefäße ist für Größe und Schwere von Blutungen ausschlaggebend. Es gibt Operationen, die wegen kaum stillbarer Blutungen gefürchtet sind, besonders bei Geschwülsten der Blutgefäße selbst, bei großen plastischen Eingriffen, dann bei den vielen Hirntumoren, bei manchen Herzfehlern und vielen Blutstauungen. Für solche Situationen ist es heute dem Chirurgen möglich, für die Dauer der Operation den Blutdruck durch entsprechende Lagerung des Kranken und durch bestimmte ganglienblockierende Medikamente wie Hexamethonium, Arfonad oder Pendiomid kontrolliert auf den optimalen Wert, z. B. 80—90 mm zu senken (sog. kontrollierte Hypotension oder besser *künstliche Hypotonie*). Es ist ungemein eindrucksvoll, zu sehen, wie die Blutung im Operationsfeld dann geringer wird, bis sie so gut wie völlig schwindet.

Natürlich machen wir von diesen Mitteln der künstlichen Hypotonie[1] nur Gebrauch, wenn die Risiken der Blutdrucksenkung selbst geringer sind, als die Risiken der Operation ohne sie. Aber heute schon ist sicher, viele Eingriffe werden entscheidend erleichtert, andere abgekürzt und manche überhaupt erst ermöglicht, solche z. B. am Herzen und im Herzinnern selbst.

Ein weiterer ungemein eindrucksvoller Fortschritt ist die *künstliche Senkung der Körpertemperatur*, von den Franzosen als „l'hibernation" (bei uns schlecht mit „künstlicher Winterschlaf" übersetzt, oder wie ich vorschlug, die *kontrollierte Hypothermie*). Artikel illustrierter Zeitschriften mit schönen Mädchen,

---

[1] Näheres über unsere Heidelberger Erfahrungen s. b. *R. Frey*, Fortschritte und Erfahrungen mit der künstlichen Blutdrucksenkung. Langenbecks Arch. u. Dtsch. Z. Chir. 276, 670 (1953) (dort weitere Literatur).

die in eisgefüllten Badewannen abgebildet werden, haben diese Methode in der Öffentlichkeit diskreditiert.

In Wirklichkeit wird die Körpertemperatur durch Phenothiacine, pharmokologische Mittel also, die das vegetative Nervensystem blockieren und zugleich das Wärmezentrum des Gehirns dämpfen, soweit gesenkt, daß der Körper passiv langsam auf 34° oder 33° oder sogar bis auf 28° herunter abkühlt.

Was wird damit erreicht? Zunächst wird der Grundumsatz, wieder eine Elementarfunktion des Körpers, gesenkt, der Sauerstoffbedarf der Gewebe erheblich herabgedrückt und demzufolge das ganze Verbrennungs- und Stoffwechselgeschehen gedrosselt. Umgekehrt verdoppelt und potenziert sich die Wirkung aller anderen Mittel — daher auch die Bezeichnung „potenzierte Narkose" —, so daß ihre Effekte mit sehr viel geringeren Dosen erzielt werden. Schockzustände, gleichviel welcher Art, werden in die Länge gezogen und insbesondere werden unmittelbar lebensbedrohliche Temperaturanstiege auf 41° und 42° und darüber abgefangen, so daß Zeit für eine kausale Therapie gewonnen wird.

Steigt z. B. bei einem Wundstarrkrampfkranken die Körpertemperatur auf 41°, so war er früher verloren. Heute senken wir die Temperatur künstlich auf nicht lebensbedrohliche Grade und setzen alle Hilfsmittel ein, um den Kranken über die Phase der unmittelbaren Bedrohung hinwegzuretten und ihn dann langsam sich wieder temperaturmäßig einregulieren zu lassen.

Ein anderes Beispiel: Verkehrsunfälle führen häufig zu einer bestimmten Hirnverletzung, der Hirnstammkontusion. Sie verläuft bei Temperaturanstieg auf 40° und 41° stets tödlich. Mit der künstlichen Temperatursenkung kann man Zeit gewinnen, bis die Blutergüsse aufgesaugt und die Hirnschwellung zurückgegangen ist. Nicht, daß dies ein Zaubermittel wäre, um jeden Kranken zu retten. Aber manche Schwerverletzte bekommen noch eine Chance, die uns noch vor wenigen Jahren unbekannt war.

Ein drittes Beispiel: eine Basedowkranke bekommt eine schwerste Basedowpsychose. Sie tobt in der Isolierzelle Tag und

Nacht: eine früher hundertprozentig aussichtslose Situation! Im künstlichen „Winterschlaf" beruhigt sich die Kranke alsbald. Sie wird schlafend von der Psychiatrischen in die Chirurgische Klinik gebracht, hier sofort an ihrem Basedowkropf operiert und anschließend noch 3 Tage bei Untertemperatur gehalten. Schon nach 17 Tagen wird sie geheilt entlassen. Nach drei Monaten hat die vorher extrem abgemagerte Kranke an die 30 kg zugenommen, und versorgt nunmehr Haushalt und Kinder wieder wie früher.

Das Verfahren der Temperatursenkung ist noch in Entwicklung begriffen. Aber schon heute zeichnen sich weitere Anwendungsgebiete, so vor allem in der Herzchirurgie, bei gefährlichen Hirnoperationen, vor allem solchen in der Nähe des Hirnstammes, ab.

Doch ich will meinen Bericht über die vielen Fortschritte der Allgemeinen Chirurgie nicht allzuweit ausspinnen. Nur kurz sei noch dargetan, daß sich unter der Auswirkung jener Fortschritte *große Gebiete der modernen Chirurgie überhaupt erst neu erschlossen* haben.

Als erstes Beispiel greife ich die *Chirurgie der Lungen* heraus. Der im vorigen Jahrhundert noch fast unbekannte *Bronchialkrebs* nimmt seit 1900 rapide zu. Gegenüber 1875 ist er vierzigmal häufiger geworden und vielerorts an die erste Stelle unter den Krebstodesfällen gerückt. Zur Zeit sterben in Deutschland 21 000 Menschen pro Jahr an Bronchialkrebs.

Bis in die Kriegszeit war der Lungenkrebs unheilbar. Gleiches gilt vom Krebs der Speiseröhre und dem der Bauchspeicheldrüse. Wenn diese drei letzteren früher unheilbaren Organkrebse operierbar und — im Prinzip wenigstens — heilbar geworden sind, so nur, weil die Intubationsnarkose, die Chemoprophylaxe der bakteriellen Infektion und die Schockbekämpfung die Voraussetzungen dafür schufen, solchen Kranken z. B. eine krebsige Lunge ganz zu entfernen und sie mit nur einer Lunge durchzubringen.

Und wenn auch die 5-Jahres-Heilziffer beim Bronchialkrebs noch niedrig ist, so haben wir durch ihn doch sehr, sehr viel auch für die wesentlich dankbarere sonstige Lungenchirurgie hinzugelernt, so in der Behandlung von Lungenabszessen, Lungenstecksplittern, sonstigen Lungeneiterungen,Geschwülsten des Mittelfellraumes usw.

Auch in der chirurgischen Behandlung ausgesuchter Fälle von *Lungentuberkulose* sind wir mitten in einer Wandlung begriffen. Sie wissen, daß man mit den bisherigen Operationsmethoden **an** der Brustwand und im Raum zwischen ihr und der Lungenoberfläche, mit Operationen also, die der indirekten Ruhigstellung tuberkulös erkrankter Lungenteile dienten, wirklich gute Heilerfolge zu erzielen vermochte. Aber mancherorts, in Holland z. B., macht man solche „Thorakoplastiken" heute überhaupt nicht mehr. Vielmehr ist man bei streng lokalisierten Herden, vor allem bei isolierten Kavernen, aber auch bei tuberkulösen Bronchusverengungen, „Tuberkulomen" etc., ganz zur sog. Lungenresektion, also der direkten operativen Herausnahme der erkrankten und nur der erkrankten Lungenpartie selbst übergegangen. Was das, — denken Sie an tuberkulöse Kavernen! — was das, wenn alles wunschgemäß geht, an Zeitgewinn und an Schutz für die übrigen Lungenabschnitte bedeutet, brauche ich wohl nicht auszuspinnen. Hier ist z. Zt. alles in Fluß.

Wie schnell sich alles wandelt, entnehmen Sie bitte aus Folgendem: 1949 habe ich meine erste Pneumonektomie, d. h. die Herausnahme einer ganzen Lunge wegen Krebs, ausgeführt. Der Kranke erfreut sich heute noch bester Gesundheit. Seitdem sind bis heute 460 Lungenresektionen und Thorakotomien an der Klinik vorgenommen worden.

Mit der Zahl, der Ausdehnung dieser Eingriffe steigt natürlich die Verantwortung progressiv. Immer mehr zeigt es sich, daß für die Auswahl der Fälle, für Vor- und Nachbehandlung und für die spätere Beurteilung *Funktionsprüfungen der Lunge*[1] unbe-

---

1 Näheres hierüber aus der Heidelberger Klinik: *Schwaiger*, M.: Die Bedeutung der Lungenfunktionsprüfung für die Indikationsstellung zur Resektionstherapie der Lungen. Langenbecks Arch. u. Dtsch. Z. Chir. 276, 397 (1953) (Kongreßbericht).

dingt notwendig sind. Neben der Pharmakologie hat die Physiologie Einzug in den Operationsbetrieb genommen. Aus dieser Entwicklung heraus haben wir ein *atmungsphysiologisches Laboratorium* eingerichtet, welches alle wesentlichen Atmungsfunktionen wie Atemmotorik, Ventilationsfähigkeit der Lunge, Gasaustausch zwischen Lungen und Blut und die Lungendurchblutung exakt zu messen und zu registrieren gestattet. Wir müssen natürlich, um nur ein praktisches Beispiel zu nennen, vor der Herausnahme einer Lunge (Pneumonektomie) geprüft haben, ob die übrig bleibende Lunge den Ausfall der entfernten Lunge für die Lebensfunktion ausreichend auszugleichen vermag. Dazu ist vorher die getrennte Beatmung beider Lungen und die zeitweise funktionelle Ausschaltung der zu entfernenden mit Hilfe der sog. Bronchospirometrie unbedingt erforderlich.

Am eindrucksvollsten sind die Fortschritte in der *Chirurgie des Herzens.* Nicht, als ob wir bislang keine erfolgreiche Herzchirurgie gekannt hätten. Die Naht von Herzwunden und die Operation des „Panzerherzens", d. h. die Befreiung des Herzens von den das ganze Organ einmauernden verkalkten Herzbeutelschwielen ist uns schon seit langen Jahren geläufig. Mit der Basedowoperation, der Entfernung der nach dem Brustinneren zu gewachsenen Kröpfe, mit der Beseitigung sog. arteriovenöser Aneurysmen, also von Kurzschlußfisteln zwischen Schlag- und Saugadern und anderen ähnlichen Operationen mehr haben die Chirurgen schon vielen Herzkranken auch mit herzfernen Operationen große Dienste erwiesen.

Was neu hinzugekommen ist, sind *Eingriffe am und im Herzen selbst und an den großen Gefäßen der Herzwurzel.* Hier sind alle aufgezählten Fortschritte der Allgemeinen Chirurgie schlechthin die Voraussetzung dieser Operationen. Herzspezialistisch hinzugekommen sind auch hier noch raffinierte Methoden der Herzdiagnostik: die *Herzkatheterung,* d. h. das Vorschieben dünner Gummischläuche bis in die Vorhöfe, in die Herzkammern und in die großen Gefäße, einmal zur Druckmessung, sodann zur Blutanalyse in den verschiedenen Abschnitten, weiterhin die *Angiocardiographie,* d. h. die Röntgendarstellung aller Abschnitte des Herzens und der großen Gefäße mit Hilfe von eingebrachten Röntgenkontrastmitteln zum Studium und zur Dokumentation der Bewegungsabläufe in den Vorhöfen, Herzkammern, Lungenschlagadern und der Hauptschlagader, der Aorta, und vor allem während der Herzoperationen die fortlaufende *Messung der Sauerstoffsättigung des Blutes,* die automatische Registrierung der Körpertemperatur, des Kohlensäure- und Sauerstoffgehaltes der Ausatmungsluft und viele andere Tests für die Kontrolle des operierten Organismus. Das Herz-, Lungen- und Kreislauflaboratorium ist ein nicht mehr wegdenkbarer Bestandteil der Kliniken, die solche Operationen ausführen, geworden.

Operationen im Herzinneren, sog. intrakardiale Eingriffe, setzen natürlich die volle Beherrschung der Operation im Brustkorbinneren, also der intrathorakalen Eingriffe, voraus. Übersehen wir nicht den grundsätzlichen Unterschied zwischen Operationen im Herzinnern und allen anderen Operationen! Wir operieren überall sonst, gleichviel ob am Magen oder Darm, an Leber oder Kropf, an Blase oder an den Gliedmaßen, immer nur am nicht-arbeitenden Organ. Einzig am Herzen muß am voll- und dazu stets noch krankhaft arbeitenden Herzen operiert werden. Die Herzaktion selbst kann und darf dabei nicht unterbrochen werden.

Und noch eine Besonderheit von Operationen im Herzinneren: die Operation *muß* dem kranken Herzen mindestens eine Teilentlastung bringen, sonst wird der ja immer labile Herzkranke mit der Zusatzbelastung der Operation nicht fertig.

Lassen sie mich nur zwei Beispiele erwähnen, zunächst die im Herzinnern sich abspielende Operation zur Beseitigung einer Herzklappenverengerung, der häufigen und schließlich oft tödlichen *Mitralstenose.* Das Eingehen in das schlagende Herz mit dem Finger durch das Herzohr und dann durch den Vorhof hindurch in die verengte Klappe selbst und die Sprengung ihrer Verengerung ist technisch nicht allzu schwierig, aber auch für einen erfahrenen Operateur doch erregend genug, um vor dem entscheidenden Akt der Stenosensprengung innezuhalten und mit einem Blick auf den weiten Himmel mutatis mutandis zu sagen, wie es schon in der Ilias (XXIV, 301) heißt:

„Gut ist's, Zeus um Hilfe zu flehen mit erhobenen Händen".

Vielleicht noch eindrucksvoller geht es zu bei der Operation einer angeborenen *Verengerung der Lungenschlagader* (Pulmonalstenose). Diese Kinder bekommen ganz ungenügend Blut in ihre Lungengefäße. Schon in Ruhe sind sie blausüchtig („blue babies") und die geringste Anstrengung bringt sie in Lebensgefahr. Ihre ständig überlastete rechte Herzkammer versagt eines Tages, stets schon in jungen Jahren, ganz.

Die Feindiagnostik solcher angeborenen Herzfehler stellt große Anforderungen an die Cardiologie. Der Operateur muß schon vor der Operation viele Einzelheiten, Art, Grad und Sitz der Verengerung, Lage der Hauptschlagader, wissen, da die Art seines Vorgehens ganz davon abhängt.

Auch die Anaesthesie, die kontrollierte Hypothermie und die ständige Atmungs- und Kreislaufüberwachung müssen ideal funktionieren, sind ja diese sehr kreislauflabilen Kinder schon durch die geringste Störung lebensgefährlich bedroht.

Der Operateur hat je nach Lage des Falles zwei Möglichkeiten des Vorgehens. Er kann von der rechten Herzkammer aus, also intrakardial, zur direkten Klappensprengung schreiten oder er führt — außerhalb des Herzens — zur Umgehung der Pulmonalisstenose die Einpflanzung einer Schlagader in die eine der beiden Pulmonalis-Hauptäste aus. Vom Augenblick des ersten Annarkotisierens an ist das kranke Kind Objekt der fürsorglichen Zusammenarbeit eines ganzen Stabes geschulter Spezialisten und Gegenstand der Überwachung durch eine ganze Zahl untrüglich registrierender Apparaturen. Der Operationssaal ist zugleich zu einem physiologischen Laboratorium geworden. So werden laufend kontrolliert: Atemfrequenz und Atemtiefe, Narkoticum- und Sauerstoffzufuhr durch den Anaesthesisten selbst, durch seine Gehilfen Pulszahl, Pulsrhythmus und Pulsqualität, systolischer und diastolischer Blutdruck. Gleichzeitig werden durch selbstregistrierende Apparaturen der Sauerstoff- und Kohlensäuregehalt der Atemluft, die prozentuale Beimischung von Lachgas oder Äther, die Sauerstoffsättigung des Blutes und durch einen Internisten oder Physiologen die Herztätigkeit durch das selbstschreibende Elektrocardiogramm überwacht. Zugleich laufen, durch ihre Tropfenzahl gleichfalls leicht regulierbar, intravenöse Dauerinfusionen von physiologischer Kochsalzlösung und von Blutkonserven. Daneben liegen alle schnell wirksamen Mittel der Pharmakologie ständig griffbereit, um zur Beeinflussung der Atmung, der Reflexerregbarkeit des Herzmuskels, des Reizleitungssystems, des Kreislaufs, der Stress-Bekämpfung etc. eingesetzt zu werden.

Mit seinen neuen Helfern und mit seinen vielen neuen Waffen in der Hand kann der Chirurg gerade in Lungen- und Herzchirurgie heute vieles, was er sich noch vor 10 Jahren nicht einmal erträumt hätte. Der biologisch ausgerichtete Chirurg wird aber bei all diesen neuen operativen Möglichkeiten bescheiden bleiben, denn letzten Endes sind viele, viele seiner heutigen Erfolge weniger ein Triumph rein operativer Technik, sondern die Auswirkung am Operationstisch angewandter Physiologie und Pharmakologie.

Eines freilich bleibt dem Operateur immer ungeschmälert: die Regie des ganzen Geschehensablaufes im „Teamwork" einer modernen Operation und die *Gesamtverantwortung* gegenüber den Kranken.

Und damit komme ich zum *Schluß* von der Chirurgie zum Chirurgen und zu einem kurzen Ausblick in die Zukunft.

Chirurgen sind keine Psychosomatiker, aber gute Somatopsychiker, so oft sie psychebelastende Krankheiten somatisch beheben. In dieser oft unmittelbaren Krankheitsbefreiung durch Herausnahme der Krankheit selbst liegt es begründet, daß der *Chirurg* unter allen Ärzten unbestreitbar eine gewisse *Sonder-*

stellung einnimmt. Alle anderen Ärzte wirken auf den Kranken immer nur irgendwie indirekt. Einzig der Operateur greift *direkt* und mitten in den Organismus eines Mitmenschen ein. Im chirurgischen Eingriff — stets zusammengedrängt in eine kurze Spanne Zeit — in der Operation findet ärztliches Handeln fraglos seine höchste Konzentration.

Aber schon Ovid sagt: Nil prodest, quod non possit laedere idem, es gibt nichts, was hilft, was nicht zugleich auch schaden könnte. Die *Kehrseite* jeder Operation ist die unvermeidbare Wundsetzung, die Krankheitsbefreiung immer nur um den Preis der *Verwundung* und die Krankheitswegnahme nur gegen *Risiken*. Vieler Sonnenglanz über unserer Chirurgie wird beschattet durch den Umstand, daß alles diagnostische Kalkül, alles Können und auch die letzte Sorgfalt nicht davor schützt, daß im Einzelfalle die Rechnung oft genug nicht aufgeht. Der Chirurg kennt, wie wenig andere, die Freuden des Sieges über die Krankheit, zugleich aber auch alle Bitterkeiten der Niederlage. Beide Pole sind weit gespannt.

So ist die chirurgische *Grundsituation* immer die gleiche:

von Seiten des Kranken, wenn er seinen Körper dem Operateur überantwortet, ein Höchsmaß menschlichen Vertrauens, für den Chirurgen eine schier übermenschliche Verantwortung! Und was liegt darin für ein Vertrauen auf eigenes Können, wenn der Operateur alle Gefahr in Rechnung stellt und immer wieder den hohen Einsatz, oft genug den des Lebens selber wagt! So ist es zu allen Zeiten so, daß Entschlußkraft, Geistesgegenwart, technisches Können und wirkliches Handeln den Chirurgen charakterisieren. *Im Höchstmaß ärztlicher Verantwortung kulminiert die Sonderstellung des Chirurgen.*

Diese Verantwortung freilich übersteigt oft menschliche Kraft. Zusätzliche Kraft ist vonnöten, Kraft aus der Demut vor Gott, aus der Ehrfurcht vor den heilenden Kräften der Natur und aus der Hingebung an den kranken Mitmenschen.

Aber übersehen wir nicht: das Ethos der Humanität hat
Hippokrates vor 2400 Jahren besser gelehrt, als wir aus der
Ära der Technik es nachzustammeln vermögen!

Schließen wir nun mit einem *Ausblick* in die Zukunft! Es ist
klar: die Chirurgie wird sich in ihrem äußeren Werdegang fort-
entwickeln in dem Maße, wie Naturwissenschaft und Technik
weiter vorwärtschreiten.

Aber auch wenn wir uns morgen alle Krankheiten als intern
heilbar und selbst das Krebsproblem völlig gelöst und alle Operationen für überflüssig und überholt vorstellen, so wird es immer
noch eine Chirurgie geben. Denn im Zeitalter der Naturwissenschaft und Technik kann die Menschheit ihrem im Verhältnis zum
Nahrungsspielraum gewaltigen Bevölkerungsüberschuß nur durch
eine rastlos vorangetriebene Energiewirtschaft erhalten. Wo aber
der Mensch Energien bändigt, werden sie morgen irgendwie und
irgendwo entfesselt. Die Zeit wird — nicht nur an Verkehrsunfällen — immer traumatischer und der Chirurg nicht entbehrlich.

Nun haben wir uns seit Hiroshima an den Gedanken gewöhnen
müssen, daß sich die Menschheit durch Entfesselung der Atomenergie einmal selbst vernichten könnte.

Bleiben aber dann in Südfrankreich oder Spanien, im Kaukas-
sus oder Himalaja nur ein paar Dutzend primitiver Höhlenbe-
wohner übrig, so darf man sicher sein: sie werden sich bald wieder
mit Steinen bewerfen — und *die Chirurgie wird wieder von
neuem beginnen!*

2.

Antrittsvorlesung (4. 5. 1933) bei der Übernahme des Lehrstuhles
für Chirurgie an der Universität Breslau:

Die Bedeutung der Chirurgie
für die Schulung des Arztes.

Gestatten Sie mir, daß ich einem alten akademischen Brauche folgend für meine erste Stunde ein ganz allgemeines Thema wähle und lassen Sie mich, den Enkelschüler *Garrés*, anknüpfen an dessen berühmten Aufsatz über „das Lehren und Lernen der Chirurgie" und Ihnen heute von mir aus einiges über die Bedeutung der Chirurgie für die Schulung des Arztes vortragen.

Schulung setzt voraus *1. Lehrende*, Schulung schließt zugleich *2. Lernende* ein und Schulung umfaßt endlich die gemeinsamen Gegenstände des Lehrens und Lernens, also 3. den *Lehrstoff* und seine Erfassung.

I.

Zunächst ein paar rückhaltlos offene Worte über *Probleme des akademischen Lehrers*.

Der Staat als Verkörperung der Macht der Allgemeinheit gewährt und schützt dem akademischen Lehrer ein in keinem anderen Beruf in gleicher Weise verwirklichtes Vorrecht, das Recht der *Lehrfreiheit*.

Dieses hohe und schöne Sonder*recht* umschließt für den akademischen Lehrer zugleich aber auch die Sonder*pflicht*, daß er von Amts wegen und aus seinem Gewissen heraus tatsächlich auch seine Lehrmeinung klar, offen und rückhaltlos vertritt: Professus sum heißt ja zu deutsch: ich bin ein Bekenner und das bedeutet, daß er sich furchtlos und treu zu der von ihm erkannten Wahrheit offen zu bekennen die Pflicht hat.

Man hört viel von der Gefahr des Mißbrauchs dieser Lehrfreiheit. Ich selbst brauche als alter Frontsoldat wohl nicht weiter auszuführen, daß die Lehrfreiheit nur eine Begrenzung erfahren darf, das ist die Rücksicht auf das Wohl und die Ehre des Vaterlandes, dem der Betreffende selbst sein Amt verdankt.

Innerhalb dieses Rahmens aber fordern gerade Sie, die Jugend, daß Ihre Lehrer als erstes mitbringen *Bekenntnisfreudigkeit* und *Bekenntnismut!* Wachen Sie mit darüber, daß der sachliche Kampf der Meinungen lebendig bleibt auf Deutschlands hohen Schulen, denn nur aus dem Wechselspiel von Für und Wider erwächst die Erkenntnis, und Kampf allein ist und bleibt auch hier der Vater aller Dinge.

Nach der Bekenntnisfreudigkeit ist das zweite, was Sie selbst und die Allgemeinheit vom akademischen Lehrer zu fordern haben, *Wissenschaftlichkeit* und Erziehung zur *Objektivität*. Medizin ohne Wissenschaft ist Kurpfuschertum. Echte, wahre, auf letzte Erkenntnisse aufgebaute Medizin muß, wie *Naunyn* sagt, Naturwissenschaft sein — oder sie wird es nicht sein!

Der bekenntnisfreudige akademische Lehrer muß zugleich erfüllt sein von dem Drange, immer mehr zu wissen, das Wissen immer mehr zu objektivieren und das Objektive nach Maß und Zahl zu ordnen. „Der Mensch muß", wie *Goethe* einmal sagt, „bei dem Glauben verharren, daß das Unbegreifliche begreiflich sei, er würde sonst nicht forschen."

Wohl ist die Wissenschaft als Selbstzweck ganz auf sich gestellt, sie wendet sich aber doch gerade auch an die Jugend, denn „gewisse Ansichten können", wie *Wilhelm Wund* in seinem Buch über „Die Aufgaben der experimentellen Psychologie" sagt, „nicht durch Widerlegung, sondern allein durch allmähliche Reform der Denkgewohnheiten aus der Welt geschafft werden."

Eine solche Reform der Denkgewohnheiten leistet, gleichviel ob in der Politik oder in der Kunst oder in der Wissenschaft, immer nur eine neue Generation.

Die physikalisch-chemische Betrachtungsweise z. B. ist der älteren Generation der Ärzte völlig fremd geblieben und wird Allgemeingut erst durch die neu heraufziehende Jungärzteschaft. Und die genetisch-biologische Denkweise wird sogar erst durch die auf Sie folgenden Jahrgänge Eingang finden, wenn erst dem kommenden Nachwuchs schon in den biologischen Fächern klar gemacht wird, daß z. B. die Mendelschen Gesetze nicht Formelkram sind, sondern daß die Erbeinheiten, die Gene, reale stoffliche Wirkungsgrößen sind, vergleichsweise nicht anders als Enzyme, Hormone, Vitamine o. dgl.

Grundsätzliche Errungenschaften der Wissenschaft, die ja stets nur von Einzelnen erzielt werden, werden immer erst auf dem Wege über neue Menschen und über eine Allgemeinheit dem allgemeinen Wissen einverleibt. Daher auch immer die Sehnsucht wahrer Wissenschaftler nach Kontakt mit der Jugend als der Brücke zur Zukunft.

Wahre Wissenschaft freilich, das müssen Sie sich klar sein, ist der Inbegriff der Nüchternheit, denn Wissenschaft sucht Tatsachen, immer neue Tatsachen. Dazu bedarf es einer immer stärkeren Loslösung vom Persönlichen, immer stärkerer Objektivierung; Erziehung zu Wissenschaftlichkeit ist zugleich Erziehung zu strengster Objektivität.

Andererseits ist ewige Objektivität unerträglich. Die Wahrheit macht uns vielleicht frei, aber sie allein macht uns nicht glücklich. Der Mensch will keine ausschließliche Atomisierung und keine alleinige Objektivierung seines Wissens, er erträgt nicht die ewig fortschreitende und immer weiter zergliedernde Analytik. Er bekommt mit der Erkennung neuer Tatsachen in gleichem Maße eine tiefe Sehnsucht nach Erkenntnis der Zusammenhänge, eine Sehnsucht nach Synthese. Er fordert deshalb bei aller Objektivität im Sachlichen ein physiologisches Gegengewicht, eine Beziehung zu dem Erkennenden, eine Beziehung zu dem Quell, aus dem das Wissen entstammt, und das ist die Subjektivität im Persönlichen, die Subjektivität in allem Menschlichen: Alle notwendige Sachlichkeit und all das notwendige objektive Wissen des Verstandes muß auch noch gegengesteuert werden durch Kräfte des Gemüts.

Mit Recht fordert der Student daher von seinem akademischen Lehrer neben aller Objektivität im Sachlichen auch noch die vorwärtstreibende Schwungkraft der Seele, das bedeutet *Begeisterungsfähigkeit,* vor allem Begeisterung für sein eigenes Fach. Nur derjenige, der von dem spezifischen Geiste seines Faches ausgefüllt, fast hätte ich gesagt, von seinem Geiste besessen ist, der wird es dem Studenten nahe bringen, und nur der Begeisterungsfähige wird in der Berührung mit der Jugend geistig immer jung bleiben und mit seinen Studenten fühlen und empfinden.

Zwei Grundkräfte also sind es, die immer wirksam sein müssen: der unerbittlich logische Verstand mit seiner Ausprägung in der wissenschaftlichen Objektivität und das menschliche Gemüt als Quelle des Forschens. Wie aber steht es mit ihrem wechselseitigen Abhängigkeitsverhältnis?

Die Physiologie lehrt uns Analoga genug. Genau so, wie alle Funktionen unseres Körpers gesteuert und irgendwie gegengesteuert werden, genau so ist das Lehren eines Faches nur dort wirksam, wo beide Grundkräfte am Werke sind, Kräfte, die sich aber nicht gegenseitig aufheben, sondern wie die Schenkel eines Kräfteparallelogramms zwar nach verschiedenen, aber nicht nach entgegengesetzten Richtungen wirken und damit eine um so stärkere gemeinsame Resultante des Kräfteparallelogramms erzeugen. Erinnern wir uns eines Goethewortes aus einem Aufsatz über Naturwissenschaft, wo er sagt: „Ein Jahrhundert, das sich bloß auf die Analyse verlegt und sich vor der Synthese gleichsam fürchtet, ist nicht auf dem richtigen Wege, denn nur Analyse und Synthese, beide zusammen, wie Aus- und Einatmen, machen das Leben der Wissenschaft."

II.

Wenn ich nunmehr vom Lehrenden übergehe zum *Lernenden* und im Einzelnen von der Bedeutung der Chirurgie für die Schulung des Arztes spreche, so spreche ich natürlich nicht von dem

Wissensstoff der Chirurgie im Einzelnen, ich spreche nicht von dem Gedächtniskram der ganzen speziellen Chirurgie, sondern nur von dem, was die Chirurgie allein oder wenigstens stärker als andere Disziplinen für den jungen Arzt in seiner Schulung bedeutet.

Die erste Wirkung, die die Chirurgie auf die Schulung des jungen Klinizisten ausübt, ist eine Art *pädagogisch-psychologischer Eignungsprüfung*. Schneller und klarer als irgendeine andere Disziplin scheidet die Chirurgie die Geister der Studierenden in jene zwei großen *Hauptgruppen*, wie sie *Garré* auf Grund seiner psychologischen Studien so besonders klar herausgearbeitet hat und unserem Verständnis als Lehrer nahebrachte.

Die Einen — es sind die Vertreter vom *visuellen Typ* — erfassen schnell das Krankhafte, sie überblicken in kurzer Zeit den lokalen Status, und sie analysieren ihn alsbald in seinen wesentlichen Komponenten. Sie kombinieren geschickt die Einzelheiten, und zusammen mit der Analogie und Erfahrung sind sie schnell bei der Diagnose. Es sind das die Leute, die zugleich meist auf das Praktische eingestellt sind. Ihnen imponiert das schnelle Zugreifen des Chirurgen, sein Aktivismus, seine Verantwortungsfreudigkeit. Sie haben schnell eine innere Beziehung zur Chirurgie als Lernfach, und sie qualifizieren sich damit meist auch gut für die praktischen Fächer. Die Schwierigkeit bei ihnen beginnt erst dort, wo auch das theoretische Wissen, das reale Wissen um die tieferen Zusammenhänge, der Einblick in pathologisch-physiologische Zusammenhänge einsetzen muß.

Die Anderen unter Ihnen — es sind das die Vertreter des sog. *akustischen Typs* — sind ungeübt im Sehen, unerfahren im direkten Beobachten, sie sind ungeschickt im Tasten, und sie haben wenig Beziehungen zum konkret Anatomischen. Es sind das die mehr nach innen Gerichteten, die mehr die klingenden Worte in sich aufnehmen und verarbeiten, es sind das die Leute mit dem großen theoretischen Wissen, die aber dann leider versagen, wenn es sich darum handelt, zu palpieren, manuell einzugeifen oder gar energisch zuzupacken, irgendetwas einzurichten oder gar mit dem

Messer in der Hand in den menschlichen Körper einzudringen. Es sind das die Studierenden, die mehr Freude haben am reinen Erkennen, sie finden schnell Beziehungen zu den theoretischen Fächern, in denen sie vom lebendigen Menschen mehr oder minder distanziert sind.

Diese Bedeutung der Chirurgie für die erste Schulung des jungen Arztes ist hoch zu veranschlagen, handelt es sich ja um eine zwar ungewollte, tatsächlich aber sehr tiefgehende Eignungsprüfung für die spätere Tätigkeit und keiner sollte die innere Stimme, die in ihm anklingt, unterschätzen oder gar ihr entgegen handeln.

Aber nicht nur nach der psychologischen Seite, auch noch in einer anderen Richtung bewährt sich die Chirurgie als eine funktionelle Belastungsprobe, und zwar nach der Seite der gesundheitlichen, konstitutionellen und der *körperlichen Eignung* für die mehr praktischen oder für die mehr theoretischen Fächer.

Wenn Sie später auf Kongresse gehen, so werden Sie mir bestätigen, daß man in eine ganz andere Gesellschaft von Konstitutionstypen kommt, je nachdem, ob man auf einen Chirurgenkongreß oder eine Internistentagung oder einen Pathologen- oder Zoologenkongreß geht. Vor allem dem Kongreßredner drängt sich ein gewisser Typus auf, wenn er den Hunderten von Zuhörern Aug in Aug gegenübersteht, und er fühlt dann, wie die vielen Einzelbilder gewissermaßen übereinander kopiert zu einem Durchschnittsbild des betr. Typus zusammenfließen.

Wohl modelliert das Fach als solches allein schon durch seine äußere Umweltwirkung diesen Typus bis zu einem gewissen Grade, aber diese äußere Bedingtheit ist nicht das Entscheidende. Entscheidend ist vielmehr die innere konstitutionelle Veranlagung für das eine oder das andere Fach.

Hier kommt der Chirurgie eine ausgesprochene Auslesewirkung zu, indem sie die Menschen mit einer gewissen körperlichen Robustizität und Ausdauer und mit psychischer Widerstandskraft besonders bevorzugt. Immer wieder sehen wir beim Famulieren, bei den Praktikanten und den jungen Assistenten, wie nur ein Teil derselben den scharfen chirurgischen Dienst körperlich und seelisch durchhält. Derjenige, der diese funktionelle Belastungsprobe nicht durchzuhalten vermag, sollte das betreffende Fach nicht erzwingen, denn das Leben ist lang, und nur ein Ausgleich zwischen Wollen und Können bringt Befriedigung und Glück, wenigstens auf die Dauer.

Die 3. Form der Schulung für den Lernenden liegt wieder auf einem anderen Gebiete, sie betrifft die Schicksalsfrage, ob der angehende Arzt ein *inneres Verhältnis zum Kranken* besitzt oder nicht.

Wie oft sehen wir, wie Leute mit besten Examinas draußen in der Praxis versagen und wie umgekehrt Andere mit dürftigen Kenntnissen eine ausgedehnte Tätigkeit entfalten. Das Geheimnis liegt im Besitz oder im Nichtbesitz jener Herzensgüte, jenes Reichtums an Weichheit des Empfindens und an innerster Anteilnahme, für die auch der schlichteste Kranke ein ungemein feines Empfinden besitzt.

Wo aber sollte der Lernende die Probe aufs Exempel leichter ablegen, als bei den Hilfsbedürftigsten der Kranken, bei den Frischoperierten? Hier am Krankenbett, in der stillen Krankenstube, fernab dem großen Getriebe der sonstigen klinischen Tätigkeit erweist es sich schnell, ob der junge Arzt wirklich den Kranken ein Helfer ist, nicht nur in körperlicher Pein, sondern auch in seiner seelischen Not. Wer dieses Glücksgefühl, ein solcher Helfer zu sein, nicht frühzeitig erlebt und wen es nicht über seinen Dienst hinaus in sein stilles Kämmerlein begleitet, der ist nicht zum Arzt geboren. Lehren und lernen läßt sich diese innere menschliche Güte nicht, es läßt sich aber gerade in der Berührung mit chirurgischen Kranken erproben, ob er jenen großen Schatz besitzt oder nicht. Wer ihn besitzt, der kann davon zehren sein Leben lang, denn die Güte ist ein Schatz, der nie sich erschöpft.

So werden die Erlebnisse in der Chirurgie zu einem Prüfstein für die Eignung für die mehr praktischen Fächer, in denen der Arzt körperlich angestrengt stets in engste Berührung mit den Kranken kommt im Gegensatz zu den Fächern, in denen der Arzt mehr oder minder weit vom Kranken selbst distanziert sein medizinisches Können beweist.

Vom Lehrenden mit seinen Grundeigenschaften des Bekenntnismutes, der Wissenschaftlichkeit und der Begeisterungsfähigkeit, vom Lernenden und seinen Eignungsprüfungen in der Chirurgie in der Richtung psychologischer Veranlagung, körperlicher Geeignetheit und hinsichtlich des inneren Verhältnisses zum Kranken komme ich nunmehr zu dem, was Lehrende und Lernende in gleicher Weise umfaßt, zu den *Lehrgegenständen*.

III.

Natürlich kann ich in einer einzelnen Stunde nicht von all dem sprechen, was Gegenstand einer dreisemestrigen Schulung im Einzelnen ist, ich befasse mich ausschließlich mit den allgemeinsten Gesichtspunkten des Lehrstoffes. Lassen Sie mich diesen III. Teil meiner Ausführungen unterteilen in die natürliche Stufenbildung ärztlicher Tätigkeit, zuerst der chirurgischen Diagnostik, dann der chirurgischen Indikationsstellung und schließlich den Fragen chirurgischen, insbesondere operativen Handelns.

Beginnen wir mit der *chirurgischen Diagnostik* und ihrer Bedeutung für die Schulung des Arztes. Mit der Erkennung der Krankheit beginnt erst das Arzttum. Der reine Gelehrte, der Forscher, macht Halt mit seinen Feststellungen, wenn die zur Verfügung stehenden Methoden eine weitere Lösung des Problems im Augenblick nicht zulassen. Ganz anders der Arzt! Der Arzt muß in jedem Falle zu einer irgendwie gearteten Feststellung der Krankheit kommen, auch dort, wo die Wissenschaft noch nachhinkt. Diagnostik ist also immer nötig, denn wenn der Arzt helfen, heilen will, muß er erst eine feste Vorstellung haben von dem, was dem Kranken fehlt.

Die Diagnostik muß stets mit den allgemeinen und einfachsten Hilfsmitteln beginnen. Man kann zum Komplizierten erst dann erfolgreich vordringen, wenn man zuvor erst das Primitive beherrscht. Und auch wenn man die komplizierte Diagnostik beherrscht, so soll man sie immer erst anwenden, wenn die einfachere und meist zugleich schonlichere Diagnostik erschöpft ist. Und die ganze technische und Laboratoriumsdiagnostik soll erst in ihr Recht treten, wenn die einfachste Diagnostik am Ende ist.

Seien Sie sich klar, daß in der Praxis die Zahl der Apparate und die Zahl der Laboratoriumsmethoden, die Sie in den Kliniken und Instituten kennen lernen, sehr schnell auf ein kleines, überaus kleines Häuflein zusammenschrumpft. Lesen Sie bei *Lieck* in seiner „Sendung des Arztes" nach — und ich kann es Ihnen aus eigener Erfahrung aus meiner $^{1}/_{4}$jährigen Tätigkeit in der Allgemeinpraxis bestätigen —, was für Gefühle den jungen Praktiker beschleichen, wenn er erstmals auf sich allein gestellt hinaustritt in das ärztliche Wirken.

Am Anfang aller Diagnostik steht die Befragung des Kranken, die Erhebung seiner *Anamnese*. Hier wird sogleich die erste Schlacht der Krankenpsychologie geschlagen und die erste Stufe der Krankendiagnostik erreicht.

Psychologisch ist die erste Befragung von großer Bedeutung. Sie ist die erste persönliche Fühlungnahme zwischen Arzt und Patient. Der Kranke, oft noch geängstigt von banger Erwartung und Ungewißheit, steht plötzlich dem Arzt seiner Wahl Aug in Aug gegenüber, er hört die Stimme des Arztes, ihre Klangfarbe, ihren inneren Ton, er fühlt aus seinen Fragen die innere Teilnahme, er empfindet, daß dieser Arzt für ihn da ist, jetzt wirklich für ihn, für ihn ganz allein. Da springt dann jener erste Funke jenes wunderbaren Vertrauens zwischen dem Menschen in Not und seinem Nothelfer über, und nun kann der Arzt auf diesem Vertrauen aufbauen, weiterbauen, sich bald ein Bild machen, was sich der Kranke selbst zurechtgedacht hat, wie er seine Krankheit erlebt, was er von ihr befürchtet und was er von seinem Arzt erhofft.

So nur wird die erste Befragung ein Brückenschlagen von den Ufern körperlicher und seelischer Not hinüber zu den Ufern des Helfens und Heilens — oder wo keine direkte Hilfe mehr ist — der Linderung und des Trostes.

In diesem Zusammenhang ein paar Worte über die *Psychologie in der Medizin*. Der Kliniker ist ein Gegner der Versuche, den

Studierenden der Medizin immer neue Lehrgegenstände, z. B. Psychologie und Ethik oder andere Teilgebiete der Philosophie als neue und notwendige Fächer für die Vorbildung des Arztes aufbürden zu wollen.

Solche Vorlesungen haben den Nachteil, daß sie von Psychologen und anderen Vertretern der Philosophie gehalten werden müßten, Leuten, denen jedoch die lebendige Berührung mit dem Kranken selbst und damit die Grundvoraussetzung einer Psychologie *des Kranken* — darauf allein kommt es an — völlig fehlt. Der Studierende kann die Psychologie des Kranken nur lernen, wenn er sie immer wieder an tatsächlichen Beispielen unmittelbar miterlebt. Die klinische Schulung muß die Krankheit als Schicksal, als persönliches Schicksal und zugleich in ihrer Rückwirkung für die Familie, für die Lebensstellung des Betreffenden und auch die Krankheit in sozialer Hinsicht dem Studierenden klar machen. Sie muß zeigen, wie der Arzt in allem auch die seelischen Rückwirkungen auf seine eigenen Worte und auf seine Maßnahmen mit in Rechnung stellen und sie dem Unterbewußtsein einverleiben muß. Psychologie des Kranken kann nur der lehren, der sie täglich erlebt, sie übt und das ist allein der Arzt. Der Psychologe als solcher zergliedert die Regungen der menschlichen Seele und er macht viele Worte darum. Die Aufgabe des Arztes dagegen ist es, um ein schönes Wort *Nietzsches* aufzugreifen, „die Geheimnisse einer Seele zu verstehen, ohne sie zu verraten".

Über diese psychische Wirkung und über die erste Fühlungnahme hinaus kommt oft genug der Anamnese allein schon eine *hohe diagnostische Bedeutung* zu, ja es gibt Zustände, bei denen wir — denken sie an manche Arten von Rheumatismus, von Kopf- oder Nervenschmerzen — nahezu alles aus den charakteristischen Einzelheiten der Anamnese diagnostizieren.

Besonders groß ist natürlich ihr Wert dort, wo andere diagnostische Mittel spärlicher sind, also beim Praktiker. Der erfahrene Praktiker diagnostiziert z. B. auch heute noch die Gallensteinkrankheit auf Grund der genauen Anamnese mit einer 90%igen Sicherheit und baut darauf mit Recht seine Behandlung und Indikationsstellung auf. Auch Sie müssen erst diese Diagnostik beherrschen lernen, bevor Sie sich auf die ergänzende Cholecystographie und andere klinisch-diagnostische Mittel stürzen dürfen.

Immer wieder werden Sie in der Chirurgie lernen, wie oft von der richtigen und rechtzeitigen, allein auf der Anamnese aufgebauten Diagnose des Praktikers Gesundheit und Leben des Kranken abhängen.

Dafür ein Beispiel: Ein Kommilitone macht im Schwimmbad einen steilen Kopfsprung. Er stößt mit dem Schädel auf Grund, kommt gerade noch hoch, wird aus dem Wasser gezogen und ist kurze Zeit bewußtlos. Er erholt sich jedoch schnell und kann bald, begleitet von einem Freund, zufällig einem älteren Klinizisten, nach Hause gehen. Beide essen zu Hause zusammen noch Abendbrot. Der Verletzte klagt lediglich über zunehmende Kopfschmerzen und legt sich deswegen hin. Sein Kamerad bemerkt, wie er nach kurzer Zeit nicht mehr reagiert und stellt sofort auf Grund der typischen Anamnese mit ihren 3 Intervallen der Bewußtlosigkeit, des freien Zwischenstadiums und der neuen Bewußtlosigkeit die Diagnose auf Meningeablutung, veranlaßt sofort die Überführung in die Klinik: sofortige Operation, Trepanation, Ausräumung des Hämatoms, Unterbindung der Meningea media, schnelle Erholung, folgenlose Heilung.

In einem solchen Falle hängt von der richtig aufgefaßten Anamnese die richtige Diagnose und von der Diagnose der Entschluß zum Handeln und vom rechtzeitigen Handeln die Erhaltung des Lebens ab.

Gerade die Plötzlichkeit, die nicht so seltene Dramatik der Situation und die große Zahl von Feststellungen, die der Kranke an sich selbst machen kann, bedingen es, daß der Arzt in der Wichtigkeit der Anamnese gerade in der Chirurgie besonders geschult zu werden vermag: *Die Kunst der Befragung ist sehr oft das Geheimnis der großen Erfolge so manchen alten, routinierten Praktikers.*

Nach der Befragung des Kranken kommt in der Stufenordnung der Diagnostik die *Krankenuntersuchung*. Es gibt eine interne

„allgemeine Diagnostik" von *Krehl,* es gibt aber noch keine entsprechende chirurgische allgemeine Diagnostik. Das ist sicher kein Zufall. Es liegt dies vor allem an den Schwierigkeiten, vorwiegend chirurgische Methoden der Untersuchung, wie z. B. die zahlreichen Variationen der Palpation, befriedigend zu beschreiben oder bildmäßig darzustellen. Um so wichtiger ist es, daß Sie gerade diese Dinge, die nicht in den Lehrbüchern stehen, im chirurgischen Unterricht schulmäßig lernen.

Oberster Grundsatz bei der Krankenuntersuchung ist: Die schonlichste Untersuchung kommt immer zuerst. Die erste und zugleich schonlichste Untersuchung ist die *Krankenbetrachtung,* die Inspektion. Hier steht die Chirurgie hinsichtlich der *Schulung des Auges* mit in vorderster Linie.

Immer wieder ist man als Lehrer überrascht, wie gering der Anfänger die einfache Inspektion einschätzt, wie er immer wieder gleich mit beiden Händen auf die kranke Körperstelle sich stürzt, wie wenig er sieht und noch mehr, wie wenig er das Gesehene zu beschreiben, geschweige denn richtig zu deuten vermag.

Gerade in der Schulung des Sehens wird Ihnen ein unverkennbarer Unterschied zwischen der Chirurgie und der inneren Medizin klar. Der Internist baut seine Diagnostik nicht ausschließlich natürlich, aber doch vornehmlich auf Funktionsprüfungen, Belastungsproben und dergl. auf. Er greift also mehr als andere Disziplinen auf die Physiologie zurück und braucht daher relativ viele Laboratoriumsmethoden, um die Funktionen zu prüfen. Der Chirurg führt Sie dagegen immer wieder zu der Betrachtung und zu der Beobachtung der lebendigen Körper*form* und er lehrt Sie, aufbauend auf der plastischen und auf der topographischen Anatomie, sehen und verstehen, „wie das äußerlich sichtbare durch das innerlich Verborgene bedingt" ist (*Braus*). Ich übergehe hier alles, was im Grunde hierher gehörte, wie den Körperbau, den Konstitutionstypus, den Ernährungszustand, die Beschaffenheit von Haut, Fett und Weichteilen, den Gesichtsausdruck und möchte nur darauf hinweisen, daß in der Chirurgie vor allem der

Bewegungsapparat eine ungeheuere Fülle von Schulungsmöglichkeiten für das Sehenlernen bietet.

Auch der *Geruchssinn* als diagnostisches Hilfsmittel soll nicht unerwähnt bleiben. Der Koligeruch bei der Eröffnung eines Abscesses, der Acetongeruch bei einer Fußgangrän, der Geruch bei einer drohenden Urämie oder bei einer Urinphlegmone klärt oft die Situation mit einem Schlage. Jeder erfahrene Kriegschirurg wird Ihnen bestätigen, daß er sehr oft einen beginnenden Gasbrand schon zu diagnostizieren vermag, wenn er das Zimmer betritt und den eigenartig süßlichen und faden Geruch wahrnimmt.

Während die Anamnese oft allein schon eine Verdachtsdiagnose gibt und während die Beobachtung und die Krankenbetrachtung weiterhin Hinweise liefert, worauf weiter untersucht werden muß, so liefert uns die nächste Stufe der Untersuchung, die *Palpation*, objektiv eindeutige und oft genug die Diagnose entscheidende Symptome. Bezüglich der Schulung in der Palpation steht die Chirurgie und die Gynäkologie unbestritten an erster Stelle. Wie oft sieht der Chirurg, daß ein großes Heer von Laboratoriumsmethoden chemischer, serologischer, hämatologischer, physikalischer und anderer Art erschöpft ist, wo ihm, dem in der Palpation Erfahrenen, ein einziger Handgriff die Diagnose sichert.

Die Tastkunst ist schwieriger als der Anfänger glaubt. Sie entzieht sich jeder lehrbuchmäßigen Darstellung, sie will daher besonders geübt sein. Um so wichtiger sind die Anfänge, in denen sich der Arzt nirgends leichter zu schulen vermag, als bei chirurgischen Anlässen.

Da der Anfänger die Bedeutung der Palpation meist unterschätzt, seien einige Formen der Palpation aufgezählt: Ich nenne die Prüfung der Konsistenz und der Oberflächenbeschaffenheit, den Nachweis der Fluktuation, die Erkennung der prall-elastischen Beschaffenheit, den Nachweis zentraler Erweichung in Entzündungsherden und bei Geschwülsten, die Feststellung der Muskelabwehr bei tiefergelegenen Entzündungsherden, die Druckpunktbestimmung allerverschiedenster Art, die Abtastung von

Organen nach Lage, Größe und Form, die Prüfung der Verschiebbarkeit der einzelnen Gewebe, die Austastung innerer Hohlräume mit dem Finger, vor allem im Bereich des Mastdarms und des kleinen Beckens, die Prüfung der Krepitation, der federnden Fixation und abnormen Beweglichkeit bei Knochenbrüchen und Verrenkungen, den Nachweis des Ballottements und der Undulation u. v. a. Das alles sind palpatorische Kardinalsymptome, von denen oft genug ein einziges Symptom die Situation eindeutig klärt. Die Sicherheit z. B., mit der ein Praktiker die Gallenblase im Anfall palpiert, wird durch kein anderes diagnostisches Hilfsmittel später übertroffen.

Die Palpation allein entwickelt den Tastsinn des Arztes zur höchsten Vollendung. Der erfahrene Chirurg bekommt ein ungemein feines Tastgefühl, wenn er z. B. aus dem Widerstand einer leichten Muskelanspannung den Rückschluß auf einen tief gelegenen Entzündungsprozeß zieht, oder er fühlt an der Härte des Bulbus die Zunahme des intraokularen und damit zugleich des intrakraniellen Druckes. Er fühlt am Ende einer feinen Sonde, ob ein Knochen rauh und damit von Periost entblößt ist, ob ein Sequester allseitig gelöst ist oder nicht, er fühlt am Ende einer feinen Kanüle, wenn er beim Suboccipitalstich die Membrana atlantooccipitalis durchbohrt und in die Cysterne eindringt. Er fühlt bei der Hirnpunktion, wie er durch die weiche, zähflüssige Masse des Gehirns hindurch den Ventrikel erreicht, wo es sich doch nur um Widerstandsunterschiede handelt, die schier unvorstellbar klein sind.

Auch bei der grundlegenden Diagnostik der *Auskultation* gebührt der Chirurgie eine wesentliche Stellung in der Schulung des Arztes. Selbstverständlich hat hier die innere Medizin die Hauptarbeit der Schulung zu leisten. Die Chirurgie bringt aber doch wesentliche Ergänzungen, vor allem bei der Auskultation des Abdomens oder richtiger gesagt, bei der Abhorchung der Darmtätigkeit. Der Student muß lernen — das Famulieren gibt ihm hierzu besonders günstige Gelegenheit —, die normale Darmtätigkeit nach einer kräftigen Mahlzeit von der im nüchternen Zu-

stand zu unterscheiden. Er muß erkennen lernen, wenn die Darmtätigkeit träger und träger wird und wenn die gefürchtete Toten-
stille im Abdomen heraufzieht, jener verhängnisvolle Zustand,
dessen Herannahen nicht früh genug erkannt werden kann. Er
muß auch die verstärkte Peristaltik unterscheiden lernen von der
Stenosenperistaltik und er muß zugleich die Auskultationsformen
des Darmverschlusses zu würdigen wissen. Auch die Auskultation
von Gelenken, von Strumen, von Aneurysmen will gelernt sein.

Selbstverständlich macht die Chirurgie Sie auch mit einer Fülle
von *Laboratoriumsmethoden* bekannt. Ich will diese Dinge aber
nur streifen, sind sie ja mehr eine Angelegenheit praktischer
Kurse, als Sache der Klinik. Außerdem kann man ja diese Methoden, wenn man erst ihr Prinzip kennt, in den Einzelheiten meist
in Büchern nachschlagen.

Auch einer anderen Versuchung muß ich widerstehen. Es wäre
verlockend damit zu prunken, wieviel zuverlässigste, fast hätte
ich gesagt, eleganteste *Diagnostik an chirurgische Technik* gebunden ist. Ich könnte vom Suboccipitalstich als Voroperation zur
Myelographie oder von der perkutanen Trachealpunktion zur
Darstellung des Bronchialbaums, von der rückläufigen Darstellung der Harnwege oder von der Luftfüllung der Hirnkammern,
könnte ebenso von der Messung des intrakraniellen Druckes wie
von der Kreislaufdiagnostik mit Hilfe der Thermo-Stromuhr
berichten. Es sind das viele Errungenschaften, die allesamt chirurgische Technik voraussetzen und in der Chirurgie ihre Anwendung finden. Ich muß aber darüber hinweggleiten, denn es handelt sich dabei nur um Dinge der rein klinischen Medizin. Wir
haben aber in den Kliniken nicht Spezialisten, sondern nur Praktiker heranzubilden.

Wenn Sie nunmehr alles, was Sie in der Diagnostik von der
Schulung in der Chirurgie erwarten, auf einen Generalnenner
bringen, so sehen Sie, daß es sich unbeschadet aller Technik und
aller Laboratoriumsmethoden vor allem darum handelt, das
Sehen, Beobachten, Tasten, Fühlen, Riechen und Hören zu schulen.
Es ist also die Ausbildung der 5 Sinne, die zwar als die primitiv-

sten, aber auch zuverlässigsten und wichtigsten diagnostischen Hilfsmittel zu schulen sind. In dieser hohen Einschätzung dieser einfachsten Diagnostik befinde ich mich in sehr guter internistischer Gesellschaft. *Krehl* sagt in seinem neuen Buche über die „Erkennung innerer Krankheiten": Die Untersuchung „wird sich immer zunächst dessen bedienen, was sie mit Hilfe der natürlichen Sinne des Menschen erfahren kann. Es ist also sicher für die ärztliche Ausbildung unsere allererste Aufgabe, die Sinne der jungen Menschen zu schärfen, soweit das möglich ist".

Die Erkennung der Krankheit ist nun aber selbstverständlich nicht ausschließlich Selbstzweck, sondern nur Mittel zum Zweck. Ziel ärztlichen Handelns ist letzten Endes Helfen und Heilen. Im gleichen Maße wie die innere Medizin die Grundlage der klinischen Ausbildung und zugleich die hohe Schule ärztlichen Erkennens darstellt, so ist die *Chirurgie* nicht in Konkurrenz, sondern in Symbiose mit ihr die große *Schule ärztlichen Handelns*. Hier dreht es sich nicht mehr allein um das Lernen, sondern sehr viel mehr noch um das Erleben, um das Miterleben des Kampfes mit der Zeit, des Wettlaufs mit der Krankheit und des wirklichen ärztlichen Ringens mit dem Tode zur Errettung des Lebens.

Zunächst ein paar Worte über die *Bedeutung der Zeit* für den Erfolg ärztlichen Handelns. Seien Sie sich klar darüber, daß nicht wenige Menschen nur daran sterben, daß nichts gemacht oder daß zu spät gehandelt wird. So müssen Sie immer wieder den Wettlauf mit der Zeit und den Wettlauf mit einer sich ausbreitenden Infektion miterleben, wenn Sie in der Entschlußkraft zum ärztlichen Handeln geschult werden wollen.

Ich darf hierfür *2 Beispiele* anführen. Sie haben es mit irgendeiner Hieb-, Stich- oder Schnittverletzung zu tun. In den ersten Stunden leben die Bakterien noch unter den Außenbedingungen. Sie sind noch wenig virulent und oft noch im sporoiden Zustand. Aber nach 4, 5 und 6 Stunden haben sich die Bakterien dem ausgezeichneten Ernährungsmilieu des Körpers angepaßt, sie keimen aus und ihre Giftigkeit steigert sich von Stunde zu Stunde. Es entspinnt sich nunmehr ein Wettlauf zwischen den Abwehrmaßnahmen des Körpers einerseits und der rapiden Invasion der Bakterien andererseits. Der Arzt, der Zauderer, der Nichtgeschulte, sieht untätig zu, wie sich die virulent gewordenen Bakterien den Zutritt in die Gewebe erzwingen. Der geschulte Arzt, der aktivistisch Eingestellte, der sich der Zeitbedeutung bewußt ist, schneidet eine solche Wunde so frühzeitig als möglich im Gesunden aus, er näht sie primär und verhütet so die Infektion und alles, was sich daraus entwickelt. Es sind das zwar stille, aber darum nicht minder große Triumphe ärztlichen Handelns.

Jeder Tag in der Chirurgie bringt Ihnen neue Variationen auf das gleiche Thema: Handeln und nicht die Hände in den Schoß legen!

Oder ein anderes alltägliches Beispiel! Immer wieder erlebt der Chirurg Fälle, wo Leute mit einer eindeutigen Magenanamnese plötzlich kollabieren, rasende Schmerzen im Leib verspüren, sich nicht mehr bewegen können und wie Stunde um Stunde dahinrinnt, während die Bauchfellentzündung nach Durchbruch eines Magengeschwürs unaufhaltsam fortschreitet. Ärzte, die hier zaudern, haben nicht gelernt, die Zeit, die unwiederbringliche Zeit richtig einzuschätzen, sie haben nicht gelernt, daß ein von Viertelstunde zu Viertelstunde kletternder Puls das letzte Notsignal des bereits entfliehenden Lebens darstellt. Ist solch ein Tod nicht oft genug zugleich eine Tragödie in der Schulung des Arztes?

Ein weiteres, was Sie in der chirurgischen Schule des Handelns lernen sollen, ist die Entschlußfreudigkeit in der *Anzeigenstellung* zu aktiv chirurgischem Vorgehen. Nirgends so wie bei Chirurgen ist so viel Verantwortung in einen einzigen Entschluß zusammengeballt wie bei der Anzeigenstellung zur Operation. Schon der alte *Ovid* sagte: „nil prodest quod non possit laedere idem" (es gibt nichts, was hilft, was nicht zugleich auch schaden könnte). Jede, auch die erfolgsicherste Operation hat ihr Gefahrenrisiko.

Dieses Risiko ist oft klein, bewegt sich oft nur in der Größenordnung 1:100. Es irrt aber ebenso derjenige, der nur die 99 komplikationsfreien Fälle sieht, wie derjenige, dem immer nur der eine Unglückliche vor der Seele steht. Die Indikation ist im-

46

mer nur das Abwägen beider Komponenten, der Sicherheit auf der einen Seite und der möglichen Gefahren auf der anderen Seite. Sie setzt daher immer große Erfahrungen und großes Wissen, vor allem aber die Kenntnis aller Fehler und aller Gefahren voraus.

Unter Abwägung aller Einzelumstände kann die Indikation ganz allgemein immer nur lauten: Eine Operation ist dann angezeigt, wenn das Risiko der Operation kleiner ist als das Risiko des weiteren Krankheitsverlaufes ohne Operation. Wer die Frage so formuliert, wird sich immer auch eine Antwort geben können. Und wer noch Zweifel hat, der prüfe sich sebst, ob er, würde er selbst der Patient sein, die Operation an sich selbst vornehmen lassen würde.

Nicht viel anders ist die Situation, wenn das Operationsrisiko hoch ist. Sie werden es immer wieder miterleben, wie der Chirurg mit sich ringt und ringen muß, wenn eine 90%oige Aussicht auf einen sicheren Tod besteht und wenn sich nur 10% oder weniger Chance für den Erfolg herausrechnen lassen. Ist aber die Operation das einzige Mittel, um den sonst sicheren Tod abzuwenden, so wäre das kein Chirurg, der sich durch das Risiko von 90 und mehr Prozent abschrecken ließe, das Äußerste zu wagen, um zu retten, was allein durch die Operation zu retten ist. Wohl gehören immer wieder Nerven dazu, in so verzweifelten Situationen ganze Serien von Mißerfolgen hinnehmen zu müssen, aber die vielen Mißerfolge werden doch eines Tages aufgewogen durch den einen beglückenden Fall, der ohne Operation sicher verloren war und der durch die Operation allein gerettet werden konnte. Ein solcher Sieg wiegt viele, viele Niederlagen auf.

Der deutsche Chirurg ist deshalb immer auch ein Feind dessen, was man als Amerikanismus in der chirurgischen *Statistik* bezeichnen möchte. Immer wieder hören wir von jenseits der Ozeans von glänzenden Statistiken, nach denen die Operationsmortalität bedeutend niedriger ist als bei uns. Wir sind aber von zuverlässigen Beobachtern dahin informiert, daß diese erstaunlichen Operationsstatistiken oft nur dadurch erreicht sind, daß eben nur das ausgesucht günstige Material mit niedrigem Operationsrisiko operiert wurde.

Was nutzt uns z. B. eine Mortalität von 2% bei der Basedow-operation, wenn nur die 100 Fälle, die kein Risiko darboten, operiert wurden und wenn andere 100 Fälle nicht operiert wurden, dafür aber eine um so höhere Mortalität bei konservativer Behandlung aufweisen? Seien Sie stets Skeptiker gegenüber allzu glänzenden Statistiken! Fragen Sie stets in solchen Fällen nicht nur, wieviel Fälle operiert wurden, sondern auch wieviele Fälle *nicht* operiert wurden, und wie groß auch die Mortalität der Nichtoperierten war! Denn nur dann bekommen Sie ein einigermaßen zuverlässiges Bild.

Wer, um seine Statistik nicht zu verderben, halbbewußt oder gar bewußt nur durch die Operation noch heilbare Kranke mit einem hohen Operationsrisiko von der Operation ausschließt, handelt gegen ein Grundgesetz ärztlicher Einstellung. Wir müssen auch dem Kranken mit einem hohen Risiko die Chance der Operation geben, wenn das Risiko des Zuwartens oder der konservativen Behandlung eindeutig größer ist, als das Risiko der Operation. An seiner Indikationsstellung erkennt man die sittliche Höhe des Arztes und vornehmlich des Chirurgen. Die Anzeigestellung ist wohl eine Sache der Erfahrung, des technischen Könnens, sie ist aber letzten Endes eine Sache der inneren Stimme und des Gewissens. Der Leiter einer Klinik mag dank seiner Stellung viele Vorrechte besitzen, sein schönstes Vorrecht und seine vornehmlichste Pflicht ist, acht zu geben und zu wachen über die Sauberkeit und die Gewissenhaftigkeit in der Indikationsstellung.

Klar sind Ihnen nunmehr die einzelnen Stufen ärztlicher Tätigkeit, das Anhören und das Ausfragen des Kranken als Grundlage der ersten Fühlungnahme, das Erkennen und die Feststellung von Krankheitssymptomen als Voraussetzung der Diagnose, die Folgerungen aus der Diagnose für die Indikation zu ärztlichem Handeln: *Gekrönt* aber wird ärztliches Tun erst durch die krankheitsbefreiende *Tat*. Zwar ist für den Chirurgen die Operation nicht allein der Inbegriff chirurgischen Handelns, andererseits fraglos aber dessen sinnfälligster Ausdruck.

Mit der *Operation*, mit diesem Eingreifen in den Körper durch die schützende Bedeckung der Weichteile hindurch, durch dieses Eingreifen in das innere Getriebe des Organismus, durch die Herausnahme kranker, lebensgefährdender Teile, durch die Ausschaltung und Umschaltung von Funktionen und durch die Wiederherstellung und den Wiederersatz verloren gegangener Teile *bekommt ärztliches Handeln im operativen Eingriff seine höchste Konzentration.*

Was liegt für eine Größe menschlichen Vertrauens auf menschliches Können darin, wenn der Kranke seinen Körper willen- und bedingungslos dem Arzt anvertraut! Was liegt darin für eine Verantwortung, den Kranken durch eine planmäßige Vergiftung von der Willensbestimmung, ja sogar von dem Bewußtsein seiner selbst auszuschalten! Und was liegt darin für ein Selbstvertrauen auf eigenes Können, wenn der Operateur alle Gefahren einer Operation in Rechnung stellt und trotzdem immer wieder den gleichen hohen Einsatz des Lebens wagt!

Sie müssen empfinden lernen, es ist etwas Großes und Hehres um dieses Vertrauen von Mensch zu Mensch und etwas Großes um diesen auf kürzeste Zeit zusammengedrängten Kampf um die Gesundheit und um die Erhaltung des Lebens.

Wem der Sinn dafür abgeht, wem die Operation nur Sensation ist für seine Neugierde, oder wem gar die Operation vornehmlich dazu dient, sein technisches Können brillieren zu lassen, der bleibe lieber aus dem Operationssaal draußen. Sensationssucht bei Zuschauern und Gefallsucht bei Operateuren sind dort, wo es um einen so hohen Einsatz geht, unerträglich!

Sie sind sich nunmehr auch klar über die *Sonderstellung des Chirurgen* und des operierenden Arztes überhaupt gegenüber allen anderen Ärzten. Jeder andere Arzt behandelt seine Kranken indirekt durch Medikamente oder mit Hilfe von Apparaten, durch Kuren, durch alle Formen sachlicher Mittel also. Einzig und allein der Operateur ist mit seiner eigenen Person, mit seiner

Hände Können und mit den Eingebungen seines Geistes als persönlicher Faktor in die Heilbehandlung direkt eingeschaltet (*Sauerbruch*). Man kann ein Medikament, man kann eine Diät, man kann sogar eine Operation verordnen, aber nicht die Operation rettet den Kranken, wie *Kirschner* sagt, sondern nur der Operateur.

Außer diesem persönlichen Einsatz ist es noch ein zweites, was die Sonderstellung des Chirurgen gegenüber den anderen Ärzten bedingt. Der Operateur beschwört mit jeder Operation besondere Gefahren für den Kranken herauf. Wo Gefahren sind, braucht es aber eines besonderen Mutes, Mut nicht nur gegenüber dem Kranken, sondern auch gegenüber der Verantwortlichkeit, die sich immer dann ergibt, wenn Dritte in Gefahr gebracht werden, Mut aber endlich auch gegenüber dem eigenen Gewissen. So ist persönlicher Mut immer ein Kennzeichen chirurgischer Veranlagung gewesen.

Mit dem Einsatz seiner Person und mit der Bewährung persönlichen Mutes rückt der *Operateur* in die *Nähe echten Soldatentums*. Lesen Sie einmal *Clausewitz'* Grundgedanken über den Krieg und die Kriegführung und Sie werden zugleich das hohe Lied von der großen Entscheidungsschlacht lesen, und das ist in der Medizin wie nichts anderes die Operation. Beide, Soldat und Operateur müssen stets eingreifsbereit sein, sie können im entscheidenden Augenblick nicht erst Lehrbücher der Taktik oder Lehrbücher der Operationstechnik wälzen, sondern sie müssen ihr bestes Wissen aus den verschiedensten Gebieten jederzeit und im Augenblick bereit haben.

Über das Wissen hinaus muß noch hinzukommen das *technische Können*. Auch dieses darf nicht gering eingeschätzt werden. Wie der Soldat seine Waffen, so muß der Arzt seine technischen Hilfsmittel genau kennen und gebrauchen können. Die Technik ist daher für die Operation eine unbedingte Voraussetzung. Andererseits aber darf der Operateur niemals Sklave komplizierter Apparaturen werden, und auch hier bewährt sich immer die uralte Wahrheit: simplex veri sigullum, das Einfache ist die Bürgschaft des Wahren. Und wie der Soldat, so muß sich auch der Chirurg mit einfachen Mitteln behelfen können, schon deswegen, weil unerwartete und plötzliche Zwischenfälle eine große Rolle spielen. Niemals aber darf Technik Selbstzweck werden. Wo sie zum Selbstzweck wird, wird sie zum technischen Virtuosentum, welches in der Medizin ebenso unerträglich ist wie in der Kunst.

Über das Technische hinaus ist das Wesentliche immer der Reichtum an inneren Kräften, die die technischen Dinge erst bewegen. Napoleon sagte einmal: Beim Soldaten im Kriege verhalten sich die moralischen Kräfte zu den physischen wie 3:1. Nicht anders beim Operateur.

Beide, der Soldat wie der Operateur, müssen stets auf den Wechsel unvorhergesehener Zwischenfälle gefaßt sein, sie müssen sich schnell umstellen können, und da helfen dann nicht komplizierte Apparate, sondern nur Geistesgegenwart, Findigkeit in der Entdeckung einfachster Aushilfen, Entschlußkraft und wirkliches Handeln. Gerade dann müssen beide Herr ihrer selbst und damit Herr der Situation bleiben, gleichviel, ob Sieg oder Niederlage.

Den Sieg, die Vernichtung des Feindes Krankheit, kennt in der Medizin niemand so wie der Chirurg. Nirgends sind die Situationen derartig dramatisch zugespitzt, wie wenn der Chirurg einem Verblutenden das entfliehende Leben mit einer Bluttransfusion wieder zurückruft und ihn mit der Verschließung der Blutungsquelle in kürzester Zeit wieder zu einem voll lebensfähigen Menschen macht.

Das alles werden Sie in der Chirurgie als der Schule des Handelns vorahnend miterleben, in der Vorfreude, das alles später selbst erreichen und selbst leisten zu können.

Der Chirurg kennt alle Freuden des Sieges, er kennt aber auch alle Bitterkeiten der Niederlage. In der Chirurgie sehen Sie die größten Triumphe ärztlichen Handelns, Sie erleben aber zugleich auch die härteste Hand des Schicksals, den tragischen Tod als Folge der Operation und — denken Sie z. B. an eine tödliche Nachblutung — die ausgesprochene oder unausgesprochene Frage einer persönlichen Schuld des Arztes.

So erleben Sie in der chirurgischen Schule auch das *Arztsein als Schicksal* vorausahnend empfinden. Nicht Wissen allein und auch nicht das Wissen zusammen mit dem technischen Können, sondern erst die Macht des Gemütes ist es, welche die ärztliche Persönlichkeit vollendet. Denn bei allem Wissen und allem Können bleibt immer noch ein Rest des Unberechenbaren und des Unerforschlichen, aber doch nicht minder Wirklichen. So werden Sie das Arztsein als Schicksal immer noch nach der Richtung sich ergänzen sehen, daß nur der Arzt fest im Getriebe des Handelns und Wirkens steht, der zugleich auch weltanschaulich oder religiös tief verwurzelt ist, denn nur dort, wo Wissen und Können auch noch durchglüht sind durch starke seelische Kräfte, nur dort entwickelt sich die ärztliche Persönlichkeit als das letzte Geheimnis großen ärztlichen Erfolges.

Wie beim Soldaten ist auch beim Chirurgen der *Erfolg* das Argument, welches alle anderen schlägt. „Der Erfolg", sagt *Clausewitz*, „ist gewissermaßen die Rechenprobe und es ist sehr natürlich, daß man sich an ihn hält."

Der Erfolg aber, dessen wird sich der ehrliche Soldat und der ehrliche Chirurg immer bewußt bleiben, ist nicht immer und ausschließlich sein Verdienst. Beim Soldaten wie beim Operateur bleibt immer ein Rest des Nichtberechenbaren und des Unvorhergesehenen. Alles Handeln, sagt *Clausewitz*, ist eben „nur auf wahrscheinliche, nicht auf gewisse Erfolge gerichtet. Was an der Gewißheit fehlt, muß überall dem Schicksal oder dem Glück — wie man es nennen will — überlassen bleiben. Es gibt Fälle, wo das höchste Wagen die höchste Weisheit ist."

So müssen Sie dem Chirurgen nachempfinden können, daß er stolz ist auf sein Fach, und die innere Berechtigung über diese Freude bestätigt ihm ja auch kein geringerer als *Goethe*, wenn er einmal sagt: „Der Chirurg widmet sich dem göttlichsten aller Geschäfte, ohne Wunder zu heilen und ohne Worte Wunder zu tun."

Mit dieser stolzen Freude möchte ich Sie als Lernende mitnehmen in diese Schule ärztlichen Erlebens, Sie einführen in diese

hohe Schule ärztlichen Handelns und Sie teilnehmen lassen an
der Vorfreude, als Arzt ein Helfer zu sein.

In diesem Geiste meiner Vorgänger und in diesem Geiste meines
eigenen hochverehrten Lehrers und Meisters wollen wir von nun
an an unsere Arbeit gehen!

3.

Martin Kirschner.

**Gedächtnisrede, gehalten in der Aula der Universität Heidelberg
am 16. Januar 1943.**

Das Phänomen *Martin Kirschner*, sein Erscheinen am Horizont zeitgenössischer Medizin, sein jähes Emporsteigen zu hoher Leuchtkraft gewinnt Gestalt und Geschichte erst am allgemeinen Maßstab, am Geist und Wesen seines Fachs, der Chirurgie.

Kirschner kam von der inneren Medizin. Fast 4 Jahre widmete er ihr, sicher zunächst nur heraus aus dem dunklen Drange eines seines eigenen Endziels selbst noch nicht bewußten Strebens, die Medizin in den Grundlagen jeglicher ärztlichen Tätigkeit überhaupt, das Arztsein in der inneren Medizin in seinem inneren Kerne zu erfassen.

Aber warum blieb er nicht Internist? Er war schon 28 Jahre alt, als er zur Chirurgie übertrat. Nun, wer den triebgewaltigen Mann kannte, wird zustimmen bei der Deutung: sein Herz kannte nicht die letzte Lust am Erkennen um des Erkennens willen, er kannte nicht die herbe Süße immer tiefer schürfender Analytik, seine Lust war *Handeln*, sein Kennzeichen die *Tat*.

So wurde *Kirschner* aus seinem Innersten heraus Chirurg und — sagen wir es gleich richtig — Operateur. Die *Operation*, dieses buchstäbliche Eindringen in den Körper durch die schützenden Weichteile hindurch, dieses Herausnehmen kranker, das Leben gefährdender Teile, dieses Eingreifen in das innere Getriebe des Organismus, dieses Ausschalten und Umschalten von Funktionen, dieses Wiederherstellen verlorengegangener Teile, kurzum, diese

54

auf eine kurze Spanne Zeit zusammengepreßte *höchste Konzentration ärztlichen Handelns*, das war die Lust, die seiner Natur voll entsprach.

Wollen wir diesen nach außen vielleicht so unphilosophischen Mann überhaupt philosophisch einordnen, so war er ein Pragmatiker reinster Prägung. Alles in ihm bezog sich auf $\tau\grave{o}$ $\pi\rho\tilde{\alpha}\gamma\mu\alpha$, die Handlung, das Handeln, alles auf die Bedürfnisse der Praxis. Das Wissen überhaupt interessierte ihn letzten Endes nur insoweit, als es sich ihm nach seinem praktischen Werte und nach seiner wirklichen Bewährung in Beziehung setzen ließ zum chirurgischen Handeln und insbesondere zur Operation.

Die Operation und alles, was unmittelbar und mittelbar dazu gehört, das war letzten Endes das A und O seines Denkens, Strebens und Handelns. So war *Kirschner* — wir würden der Wahrheit unrecht tun, wollten wir es verschweigen — abhold allem Theoretischen und damit — im ganzen und allgemein-medizinisch gesehen — einseitig, bewußt und gewollt einseitig. Aber übersehen wir nicht: die Einseitigkeit ist nun einmal der Hebel jeglichen Fortschritts!

Das Wort aus „Wilhelm Meisters Lehrjahre": *„Tätig zu sein ist des Menschen erste Bestimmung"*, kennzeichnet vielleicht am besten diesen rastlos schaffenden Mann.

Wo liegen nun — abgesehen von dieser willensstarken Grundveranlagung seiner tatenfrohen Persönlichkeit — die sonstigen Wurzeln seines Erfolgs?

Männer der Tat und Männer des Willens gibt es in der Chirurgie viele. Bei *Kirschner* kam — seinem Betätigungsdrang überhaupt erst das Substrat vermittelnd — noch etwas für ihn Spezifisches hinzu, seine ausgesprochen *technische Begabung*. Er selbst hat an das Erbgut Breslauer Uhrmacher aus der Ahnenreihe seiner Mutter gedacht. Aber wie dem auch sei, Mechanik und apparative Technik spielen im Rüstzeug der Chirurgie eine wichtige Rolle. Wohl denken die Chirurgen nicht alle gleich darüber. Ein *Theodor Kocher* z. B. achtete sie letzten Endes für gering. Andererseits aber werden Menschen mit so eminent technischer Begabung wie

Kirschner Werkzeuge, Instrumente und Apparate voll einsetzen, wenn sie in ihrer Hand die Erreichung ihrer Ziele fördern.

So hat er immer und bis in seine letzten Tage hinein wenn nicht am Modell selbst, so im Geiste an irgendeinem neuen Apparat konstruiert oder alte Apparate verbessert, auch seine eigenen selbst immer wieder neu überprüft und wieder verbessert, hat genormt, standardisiert und im chirurgischen Instrumentalismus fraglos die höchste Meisterschaft erreicht.

Aber erst eine dritte Eigenschaft macht uns *Kirschners* Eigenart weiter noch verständlich: sein vom Vater her ererbtes ungemein lebendiges *Rechtsgefühl*. Sein übermächtiger Gemütstrieb nach Recht im Verein mit seinem Drange, alles durch Handeln zu entscheiden, brachte ihm manchen Konflikt, den er vielleicht rein verstandesmäßig selbst gar nicht gewollt. Das Rechtsgefühl war das sokratische Daimonion in ihm, die innere Stimme, der er bedingungslos folgte und wohl folgen mußte, wenn sie ihn warnte, aber mehr noch, wenn sie ihn antrieb.

So hatte er naturnotwendigerweise auch immer seinen eigenen Wertmaßstab für Wahrheit, besonders für wissenschaftliche Wahrheit. Die ewige Frage: Quid est veritas? stellte sich diesem fürs Recht so hochveranlagten Mann in jeder Situation neu und unausweichlich. Er suchte aber nicht die Wahrheit um ihrer selbst, sondern die Wahrheit um ihres Wertes willen:

„Was fruchtbar ist, allein ist wahr."

Dieses Goethewort könnte sein wissenschaftlicher Leitspruch gewesen sein.

Und doch wäre das Bild seiner Persönlichkeit immer noch unvollständig, erinnerten wir nicht noch an eine seiner besonderen Charaktereigenschaften, seinen *Mut*.

Der Operateur beschwört mit jeder Operation unvermeidbar auch Gefahren herauf. Wo aber Gefahren sind, braucht es immer auch Mut, sie zu überwinden: Mut nicht nur gegenüber dem Kranken, Mut auch gegenüber der Verantwortlichkeit, die sich immer dann ergibt, wenn Dritte in Gefahr gebracht werden, Mut aber endlich auch gegenüber dem eigenen Gewissen. So ist persönlicher Mut immer ein Kennzeichen chirurgischer Veranlagung gewesen.

Beim Soldaten im Kriege, so sagt *Napoleon* einmal, verhalten sich die moralischen Kräfte zu den physischen wie 3:1. Nicht anders war es bei *Kirschner* mit seiner hohen Verantwortungsfreudigkeit, seiner Entschlußkraft, seiner Geistesgegenwart und seinem unerschreckbaren Bekennermut.

Diese Vielzahl glücklich zusammentreffender Anlagen war es, die seiner Persönlichkeit schon in ihren Wurzeln den Stempel der Besonderheit verlieh: der Drang zum Handeln, die technische Begabung, der Dämon des Rechts und der große Mut. Zusammengestimmt und zusammenklingend wurden diese 4 Grundtöne seiner Veranlagung zum Grundakkord seines Wesens oder, um das orphische Urwort unseres größten Deutschen zu gebrauchen, zum Gesetz, wonach er angetreten. So mußt' er sein, ihm konnt' er nicht entfliehen.

Wer so den Mann im Innersten begreift, wird sich klar sein: sein *Arzttum* war nicht schnell und auch nicht jedermann erkennbar. Wem es aber vergönnt war, vorzudringen durch die rauhe Schale, entdeckte dann die sonst verhüllte Welt des inneren Kerns, sein tiefes Mitgefühl mit Schmerz und Gram als tiefen Urgrund seiner Seele. Am besten sahen ihn wohl die eigenen Mannen! Wie wären sie sonst so treu zu ihm gestanden?

Sprachen wir bisher vom Manne *Kirschner*, so sprechen wir jetzt von seinem *Werke!* Als er die chirurgische Bühne betrat, war die Zeit unserer Großväter, die sog. Heroenzeit der Chirurgie, vorbei. Vorbei jene erste Zeit modernen Chirurgentums, wie es sich aufbaute auf dem Fundament pathologisch-anatomischer Kenntnisse vom Wesen und Sitz der Krankheiten, wie es sich des weiteren aufbaute auf den großen Entdeckungen der Bakteriologie und der chirurgischen Frucht derselben in Gestalt der Antiseptik und Asepsis und wie es sich endlich stützte auf die neu entdeckte Narkose und andere Betäubungsverfahren.

Auf diesen 3 Grundpfeilern entstanden all die Voraussetzungen, die große operative Eingriffe in unserem heutigen Sinne überhaupt erst zuließen. Die Verheißung damals war ungeheuer. Was Wunder, daß eine Fülle hochbegabter junger Menschen aller Kulturländer daran ging, unter dem Schutze jener grundlegenden Fortschritte der allgemeinen Chirurgie Organ für Organ, Gewebe für Gewebe, Körperhöhle für Körperhöhle und schließlich alle Teile des Organismus dem operativen Eingriff im vollen Sinn des Wortes zu erschließen.

Als *Kirschner* 1908 bei *Payr* in Greifswald chirurgisch anfing, gab es kein Organ mehr, welches noch seiner erstmaligen chirurgischen Inangriffnahme geharrt hätte. Um so mehr bemühten sich unsere chirurgischen Väter in der Zeit vor allem seit 1900, immer neue und bessere Operationsmethoden zu ersinnen und die gesamte spezielle Chirurgie auf eine immer rationellere operative Basis zu stellen.

An der Arbeit dieser Generation war *Kirschner* reich beteiligt. So ersann er, um nur einige der wichtigsten Beispiele herauszugreifen, ein *Verfahren zur Umgehung der Speiseröhre* bei völliger Verödung derselben nach Verätzung, indem er den Magen vor der knöchernen Brustwand bis zum Halse heraufführte und ihn dort direkt mit der Restspeiseröhre vereinigte. In der Knochenchirurgie erfand er mit der sog. *Aufsplitterung* eine Methode, die nichtheilende Knochenbrüche zum Festwerden und verbogene Knochen zum Geradewerden zu zwingen vermag.

Großer Segen ging aus von der erst von *Kirschner* technisch voll brauchbar durchkonstruierten, unmittelbar am Knochen angreifenden *Drahtzugmethode* zur Behandlung von Knochen-, insbesondere auch von Schußbrüchen. Zusammen mit der Bluttransfusion und der neuen Chemotherapie bakterieller Infektionen stellt dies Verfahren einen der größten und segensreichsten Fortschritte der heutigen Kriegschirurgie gegenüber der des letzten Krieges dar.

Auch sonst war *Kirschner* — wie konnte es bei diesem Mann der Technik und der Tat auch anders sein? — ein Förderer der *Kriegschirurgie*. Selbst Kriegsteilnehmer im Italienisch-Türkischen, dann im Balkan- und im Weltkrieg, stellte er auch in diesem Krieg sein großes Können in Wort, Schrift und Tat zur Verfügung. Ja, man kann sagen, in der Kriegschirurgie, wo es soviel auf Technik, Organisation und behelfsmäßiges Vereinfachen ankommt, war er so recht in seinem Element. Noch seine letzte, erst nach seinem Tode erschienene Arbeit beschert uns noch einmal drei neue kriegschirurgische Konstruktionen, den Drahtnagler zur Verbesserung des Drahtzugverfahrens, einen neuen Extensionsbügel und eine neue verstellbare und leicht transportable Beinlagerungsschiene.

Für die kommende Friedensgeneration aber erscheint es ebenso wichtig, daß *Kirschner* zusammen mit seinem Freunde *Nordmann* einem großen Unternehmen, die ganze allgemeine und spezielle Chirurgie in einem neunbändigen Handbuch, genannt „Die Chirurgie", zusammenzufassen, seine ganze Autorität und Organisationskraft lieh, und daß er ferner das gesamte heutige operativ-technische Wissen, angefangen von den Grundlagen und fortgeführt bis zu den speziellsten Methoden, für die chirurgische Mit- und Nachwelt in einer groß angelegten „*Operationslehre*" niedergelegt hat. Es gibt viele und auch gute Handbücher der Operationskunst, aber die zusammen mit seinen Freunden *Guleke, Kleinschmidt, Lautenschläger* und *Wagner* herausgegebene *Kirschner*sche „Operationslehre" ist unbestritten die beste. Sie ist in Wort und Bild gleich repräsentativ für die hohe organisatorische und technische Leistungskraft seines Verlages, gleich repräsentativ für die Lehrkraft ihrer Schöpfer.

Dergestalt als Lehrer der Chirurgie für Chirurgen bewährte sich *Kirschner* besonders auch auf Tagungen und Kongressen. Nicht daß hinreißende Worte von selbst ihm zuströmten — eiserner Fleiß ließ ihn seine Reden sorgsam vorbereiten, Wort für Wort und Satz für Satz, und dann nochmals umformen und nochmals neu prägen. Dafür war aber dann der Kongreß auch ganz Ohr für die Durchschlagskraft seiner Sätze, ganz Ohr für die Hammerschläge seiner, wenn nötig auch sarkastischen Kritik und ganz Auge für seine meisterhaften Zeichnungen und Schemata, so daß immer alles sinnfällig war und sonnenklar, wenn er sprach.

Den Höhepunkt seines chirurgischen Lebens und Höhepunkt seines beruflichen Glückes erlebte er am 18. März 1924. An diesem Tag gelang *Kirschner* ein Unterfangen, was bislang keinem gelungen! Der Leipziger Chirurg *Trendelenburg* hatte 1907 den kühnen Plan erdacht, bei schwerster, unmittelbar lebensbedrohlicher Lungenembolie die auf dem Blutwege verschleppten todbringenden Blutpfröpfe direkt an der Herzwurzel aus der Lungenschlagader selbst zu entfernen. *Trendelenburg* selbst und viele andere hatten's versucht, alle waren gescheitert. Als erstem Operateur der Welt gelang *Kirchner* der große Wurf; jenen Operationsplan wirklich in die Tat umzusetzen und seine Kranke in letzter Minute für immer zu erretten.

Wenn auf eine Operation, so trifft ein von *Kirschner* selbst stammendes Wort auf die *Trendelenburgsche* Operation zu: „Nicht die Operation rettet den Kranken, sondern der Operateur." Es war eine operative Großtat, die die gesamte ärztliche Welt mit Bewunderung erfüllte. Ihn selbst aber erfüllte sie mit jenem letzten Selbstvertrauen, welches ihn nie wieder verließ. Selbstvertrauen ist nun aber einmal die Essenz sieghafter Haltung.

So steht *Kirschner* für uns Jüngeren da als ein Repräsentant der Ära unserer Väter, und wer unter uns Jüngeren stünde nicht unter dem inneren Imperativ:

> „Was du ererbt von deinen Vätern,
> Erwirb es, um es zu besitzen."

Kirschner steht aber nicht bloß vor uns als eindrucksvoller Meister seines Fachs der letzten Ära, sondern er steht zugleich wahrhaft zwischen den Zeiten als Bahnbrecher auch an der Schwelle der *Zeitenwende*.

Die neue Generation übernimmt von der letzten, bildlich gesprochen, das chirurgische Skalpell zu treuen Händen. Sie vertraut aber nicht auf das Messer allein, sondern setzt immer mehr daran, seine Wirkung noch durch andere Mittel zu erhöhen und zugleich seine Gefahren fortschreitend zu vermindern. Wieder gilt es, die Fundamente der allgemeinen Chirurgie zu verbreitern durch immer breiteren Anschluß an die Schwesterdisziplin der inneren Medizin, an die Physiologie, experimentelle Pharmakologie, ja selbst an Biologie, Chemie und Physik. Die weitere Humanisierung des operativen Eingriffs einerseits und andererseits die Senkung seiner Sterblichkeit teilweise auf Bruchteile gegenüber früher sind hohe Ziele für die Zukunft.

Auch die Eingriffe in den Chemismus des Körpers und die Operationen zur Umschaltung vegetativer Funktionen eröffnen durchaus neue Ausblicke. Auch sieht die neue Generation einen besonderen Stolz darin, früher große und gefährliche Operationen durch kleinere, ungefährlichere, aber gleich erfolgssichere Eingriffe zu ersetzen. Und hat schon der letzte Krieg der Wiederherstellungschirurgie mächtigen Impuls gegeben, so wird dieser Krieg die Aufgabe, Verlorengegangenes neu aufzubauen und Schadhaftes wiederherzustellen, erneut ins Große steigern.

Auch hier steht *Kirschner* schöpferisch zwischen den Zeiten, wie kaum ein anderer seiner Generation.

In der *allgemeinen Chirurgie*, der nährenden Mutter aller operativen Disziplinen, nahm *Kirschner* alles aufs Korn, was mit Operieren selbst in Zusammenhang steht, bald die Hygiene des Operationssaales, bald die Hygiene des Operateurs, bald die Asepsis, bald den Schock und Kollaps, bald die Wundbehandlung und Wundinfektion.

Vor allem aber nahm er neu auf den Kampf gegen den *Schmerz*, und er ersann viel, ihn wirksam zu bekämpfen. Ich erwähne den Ausbau seiner steuerbaren intravenösen Avertinbetäubung als Vorläufer der heutigen vorzüglichen intravenösen Kurznarkosen, seine Hochdrucklokalanästhesie zur Vereinfachung der örtlichen Betäubung, besonders aber seine, immer wieder neu vereinfachte einstellbare „Spinalanästhesie", betraut mit der Aufgabe, die alte Rückenmarksbetäubung, welche in der Hauptsache der Chirurgie der unteren Gliedmaßen diente, auch für große Eingriffe der Bauchchirurgie verwendbar zu machen.

Mit besonderem Erfolg nahm er den Kampf auf gegen die schlimmste Schmerzenskrankheit, die es überhaupt gibt, gegen die

Trigeminusneuralgie. Durch einen sinnreich konstruierten Apparat punktiert *Kirschner* gezielt tief im Schädelinnern den entsprechenden Nervenknoten und schaltet ihn durch den Anschluß der Punktionsnadel an hochfrequenten Wechselstrom funktionell aus. Ein schönes Beispiel zugleich dafür, wie ein früher großer Eingriff im Inneren der Schädelkapsel, ehedem belastet durch eine Sterblichkeit von mindestens 10%, jetzt ersetzt wird durch einen kleinen Eingriff höherer Leistungskraft und einer ganz geringen Sterblichkeit von weniger als 1%. Es ist bekannt, daß er und seine Mitarbeiter allein mehr denn tausend solcher Kranker behandelt haben.

Auch an der immer bedeutungsvolleren *Wiederherstellungschirurgie* ist *Kirschner* maßgeblich beteiligt. Schon in seiner Habilitationsschrift und später immer wieder widmete er sich der Überpflanzung von Sehnen, besonders aber von Faserhaut, bald zur Überbrückung von Gewebslücken, z. B. bei Eingeweidebrüchen, bald als Ersatz für verlorengegangene Sehnen oder zur Verstärkung von Gelenkbändern, zur Einhüllung von Organen oder als plastisches Material bei der künstlichen Gelenkbildung.

So sind seine Verdienste auch für die allgemeine und für die Wiederherstellungschirurgie vielseitig und bedeutsam. Und doch wird das fortwirkende Werk dieses schöpferischen Mannes erst vollends gekrönt durch die Tatkraft, mit der er, allen entgegenstehenden Hindernissen zum Trotz, den Bau der beiden neuesten und schönsten *Kliniken* in Tübingen und in Heidelberg durchsetzte und deren innere Ausgestaltung bis in letzte Einzelheiten hinein formte und bestimmte.

An sich sollte es einleuchten, daß man Männern, die die Chirurgie, auf deutsch ein „Handwerk“, aber das kunstvollste Handwerk, mit dem ganzen Rüstzeug der Wissenschaft am Objekt des lebenden menschlichen Organismus betreiben und täglich und stündlich mit dem Tode um das Leben kranker und verletzter Menschen ringen — man sollte, sagte ich, meinen, daß man solchen Männern alle notwendigen technischen und äußeren Hilfsmittel schafft, wo es um einen so hohen Einsatz geht. Tatsächlich ist dieses scheinbar Selbstverständliche aber durchaus nicht überall realisiert. Daß in Tübingen und Heidelberg Chirurgen, Ärzte und Studierende auf Generationen hinaus in technischer Vollendung chirurgisch arbeiten und schaffen können, wird noch lange von ihm zeugen, und die beiden hochragenden Kliniksbauten werden seinen Namen noch verkünden, auch wenn längst die jetzige Generation zu Grabe getragen sein wird.

Sprachen wir von seinem Wesen und sprachen wir von seinem Werk, so enden wir mit dem Zusammenklang beider in seiner *Haltung*. Mit seinem Tatendrang, seiner strengen Rechtlichkeit und seiner Unerschrockenheit liegt in *Kirschners* gesamter Haltung etwas ausgesprochen Soldatisches. Für *Kirchner* war die Operation immer eine Entscheidungsschlacht im Kampfe gegen die Krankheit. Immer eingriffsbereit, sein bestes Wissen aus den verschiedensten Gebieten jederzeit parat haltend, stets im Vollbesitz aller technischen Hilfsmittel, immer auf unvorhergesehene Zwischenfälle gefaßt, sofort befähigt sich umzustellen, in voller Geistesgegenwart einfachste Aushilfen zu finden, zum Entschluß zu kommen und dann auch wirklich zu handeln, das braucht der Soldat wie der Operateur. Was die Operation auch brachte, *Kirschner* blieb immer Herr seiner selbst und damit jederzeit Herr der Situation.

Neben der vollendeten Selbstbeherrschung am Operationstisch kennzeichnet noch ein weiteres seine soldatische Haltung: sein tiefgewurzeltes *Pflichtgefühl*. Die Härte seiner Pflichterfüllung im freien Selbstzwang und seine vielseitige Leistung vor den Augen seiner eigenen Mannschaft, wie vor aller Welt, rechtfertigten denn auch voll seinen zwar nie ausgesprochenen, aber im tiefsten wurzelnden soldatischen Anspruch auf Führung.

Wie beim Soldaten, so ist aber auch beim Chirurgen schließlich der *Erfolg* das Argument, welches alle anderen Argumente schlägt. „Der Erfolg", sagt *Clausewitz*, „ist gewissermaßen die Rechenprobe, und es ist sehr natürlich, daß man sich an ihn hält." *Kirschner* erzwang den Erfolg durch harte Arbeit. Und dann kam Erfolg auf Erfolg. Der Franzose sagt: Rien ne réussit mieux que le succes. Nichts hat mehr Glück als der Erfolg. *„Glück auf die Dauer"*, aber sagt *Moltke*, *„hat nur der Tüchtige."*

Der Erfolg aber — dessen wird sich der ehrliche Soldat und der ehrliche Chirurg immer bewußt bleiben — ist nicht immer und nicht ausschließlich sein Verdienst. Beim Soldaten wie beim Operateur bleibt immer ein Rest des Nichtberechenbaren und des Unvorhergesehenen. „Alles Handeln", sagt *Clausewitz*, ist eben „nur auf wahrscheinliche, nicht auf gewisse Erfolge gerichtet. Was an der Gewißheit fehlt, muß überall dem Schicksal oder dem Glück, wie man es nennen will, überlassen bleiben. Es gibt aber Fälle, wo das Höchste wagen die höchste Weisheit ist."

Er hat immer das Höchste gewagt und hat damit das Höchste gewonnen: fortzuwirken auch nach dem Tode in unvergänglichem Ruhme! Wir zählen ihn zu den Großen unseres Faches, denn: *„Der ist groß, der das, was er ist, aus sich selbst ist und nie an andere erinnert."*

Vergessen wir aber nicht, noch zum *Schluß* der Vorsehung zu danken, daß sie uns diesen kerndeutschen Mann, dies Vorbild soldatischer Pflichterfüllung bis zum Letzten, geschenkt hat, und danken wir weiter noch der Vorsehung für ihre Gnade, daß sie ihn vor dem dunklen Tore des Todes in ihren besonderen Schutz nahm und ihm die Illusion schenkte, seine tödliche Erkrankung sei nur ein Durchgang zu wieder neuer irdischer Tat.

„Die Natur", sagt Goethe, *„freut sich an der Illusion. Wer ihr zutraulich folgt, den drückt sie wie ein Kind an ihr Herz."* ... *Die Natur „hat Lieblinge, an die sie viel verschwendet und denen sie viel opfert,... ans Große hat sie ihren Schutz geknüpft".* —

Was vergangen, kehrt nicht wieder,
Aber ging es leuchtend nieder,
Leuchtet's lange noch zurück."

(Forster.)

4.

Festrede, gehalten im Auftrag der „Deutschen Gesellschaft für Chirurgie" vor der Medizinischen Fakultät der Universität Frankfurt/M. und deren Gästen.

V. Schmieden zum 70. Geburtstag (19. 1. 1944)

Die Deutsche Gesellschaft für Chirurgie entbietet Ihnen, hochverehrter Herr Kollege *Schmieden*, durch mich ihre Glückwünsche, zugleich mit dem Auftrag, vor Ihnen, meine sehr verehrten Festgäste, Zeugnis darüber abzulegen, *was Schmieden uns deutschen Chirurgen bedeutet.*

Ich spreche dabei nicht über seine Verdienste als Kliniksleiter und als Gründer seiner Schule, auch bringe ich nichts über ihn als Organisator, als akademischen Lehrer und nichts über sein Arzttum. Über all das werden Berufenere berichten. Ich spreche ausschließlich über *Schmieden* als deutschen Chirurg, Operateur und Chirurgenpersönlichkeit.

Wer „siebzig" wird, hat in einem langen Leben oft darüber nachgedacht, *„was er ist"* und darüber, *„was er hat".* Nun darf er zum ersten Mal etwas hören über das, *„was er darstellt",*[1] einen Blick also tun in sein Dasein in den Augen anderer. Das Bewußtsein des eigenen Ich und des Selbstgeschaffenen bringt Befriedigung, Freude und Glück, aber erst die Meinung anderer bringt Ehre, Rang und Ruhm.

Schon der äußere *Werdegang* kündet kommendes Können. Beginnend 1898 in Göttingen in der harten Schule von *Orth*, dem späteren Nachfolger *Virchows*, inmitten eines Kreises gleich vorwärtsstrebender Jünglinge, die allesamt später glänzende Laufbahnen durchliefen, lernt er zunächst Pathologie und viele seiner

---

[1] nach *Schopenhauer* (Aphorismen zur Lebensweisheit).

späteren Arbeiten zeugen von dem damals gelegten breiten Fundament der allgemeinen Krankheitslehre. Anschließend kommt er zu *v. Bergmann, Schede* und *Bier*. Letzterer war ja in besonderer Weise ausgerichtet auf die großen Zusammenhänge im Naturgeschehen.

Aber kaum hat er chirurgisch Wurzeln geschlagen, so wird bald klar, daß er in seinen wissenschaftlichen Fragestellungen und in der Fortentwicklung seiner Operationskunst selbst sein eigenes Schicksal prägt. Schon mit 29 Jahren Dozent, mit 34 Jahren Titularprofessor und bereits mit 39 Jahren Ordinarius in Halle (1913), entwickelt er vor allem seit 1919 in Frankfurt eine große Tätigkeit. Überall segenspendend, weithin wirkend, alsbald Schule gründend. Schon dieser Werdegang zeigt: hier steht ein Mann, ganz aus eigener Kraft gewachsen.

Wir wollen nun versuchen, seinen Kern zu erfassen, seinen inneren Wert nach Wissen, Wirken und Wesen. *Schmieden* ist ein Mann großer Erfolge. Klare Erfolge haben immer klare Ursachen. Im weiten akademischen Umkreis gibt es eine ausschlaggebende Macht, das ist Wissen. Schon *Bacon* hat gelehrt: tantum possumus, quantum scimus. Wir können soviel, wieviel wir wissen.

Schmiedens erstes Verdienst um die deutsche Chirurgie besteht darin, daß er sich nicht nur persönlich ein großes *Wissen* erwarb, sondern dieses Wissen, wie das Wissen seiner Generation überhaupt, auch jedermann zugänglich machte in seinen Büchern und Schriften.

Besonders verbreitet ist sein *„Chirurgischer Operationskurs"*, in immer neuen Auflagen erscheinend, nicht nur ein Lehrbuch für Studierende, sondern auch das tägliche Nachschlagebuch für den chirurgischen Anfänger, das Orientierungsbuch für den Fortgeschrittenen, das unentbehrliche Buch für den Kriegschirurgen, aber schließlich zugleich das Buch, an dem alle späteren großen Handbücher der Operationskunst gelernt haben, wie man überhaupt solche Bücher abfassen, d. h. im Text knapp und kristallklar schreiben und wie man sie bebildern muß.

Ich erwähne weiter sein zusammen mit *Borchardt* herausgege-
benes *„Lehrbuch der Kriegschirurgie"*, heute wieder Ausgangs-
punkt und Vergleichsgrundlage aller Chirurgie des jetzigen
Krieges.

Großes Verdienst erwarb sich *Schmieden* zusammen mit *Sauerbruch* durch die Neuherausgabe der alten und veralteten *„Operationslehre" von Bier, Braun* und *Kümmell*. Tatsächlich ist hier ein
völlig neues fünfbändiges Handbuch deutscher Operationskunst
entstanden mit maßgebenden Beiträgen aus *Schmiedens* eigener
Feder und der Feder bewährter Vertreter seiner Schule.

Hinzu kommt eine ganze Fülle monographieartiger Beiträge
zu großen Sammelwerken, zu anderweitigen Lehrbüchern und
mehr denn 300 Einzelarbeiten in deutschen und ausländischen
Zeitschriften und Fachblättern.

So hat *Schmieden* alles getan, um in einzelnen, besonders aber
in großen, zusammenfassenden Arbeiten, Lehr- und Handbüchern
fortzuvererben, was an Wissen in gedruckter Schrift fortzuvererben möglich ist.

Es liegt aber in der immer unzulänglichen Natur des Menschen,
daß er nicht alles liest, was er lesen müßte und so tut es das ge-
schriebene Wort allein noch nicht. Es muß zur Schrift auch noch
das gesprochene Wort und die viva vox einer Persönlichkeit hinzukommen, vor allem dort, wo auch die grundsätzlichen Nicht-
leser und Nur-hörer mit versammelt sind, und das ist nur auf den
Kongressen der Fall.

Schon früh betritt *Schmieden,* damals noch vor dem Parkett der
großen Gründer unserer modernen Chirurgie, das Podium unserer *Chirurgenkongresse* und damit den harten Kampfplatz
chirurgisch-wissenschaftlicher Bewährung.

Seinem ersten Vortrag 1908 über „Überdruck bei künstlicher
Atmung und Narkose" folgten Jahr für Jahr weitere. Ich nenne
nur seine klaren, wegweisenden Leitsätze zur Differentialdiagnose
zwischen Magenkrebs und Magengeschwür, zur Behandlung des
Mastdarmkrebses, wie zur Behandlung bösartiger Geschwülste
überhaupt, seine Untersuchungen über den Vorkrebs bei Krebs-

erkrankungen des Dickdarmes, seine bahnbrechenden Mitteilungen über die operative Behandlung der schwieligen Herzbeutelentzündung und des sog. Panzerherzens.

Dann kam 1927 sein erstes großes Referat über die *Chirurgie der Bauchspeicheldrüse*, unvergeßlich all denen, die es hörten. *Schmieden* vermittelte eben nicht nur eine Fülle neuen Wissens, sondern zeigte zugleich beispielhaft, worauf es bei der Vortragskunst großer wissenschaftlicher Referate ankommt, nämlich daß durchaus nicht alles gesagt zu werden braucht, was gesagt werden kann, sondern nur das, was gesagt werden muß, letzteres aber in größtmöglicher Klarheit, Einfachheit und Eindringlichkeit. Und zu diesem Zwecke führte *Schmieden* etwas Neues ein: eng synchronisiert mit dem gesprochenen Vortrag für das Ohr lief gewissermaßen ein zweiter Vortrag ohne Worte für das Auge. Nicht als ob nicht auch früher schon Wandtafeln, Skizzen und Lichtbilder gezeigt worden wären, das Entscheidende bei *Schmieden* war, daß die Bilder in bunter Folge gewissermaßen von selbst mitliefen, aber jedes Bild mit einem neuen Gedanken, die meisten nach einer neuen Technik und jedes so bildhaft und so eindrucksvoll wie nur möglich. So brachte *Schmieden* es fertig, in der Zeiteinheit ein Doppeltes zu bringen, einmal das, was er sagte und sodann das, was er den Zuhörer zu dessen eigener Freude selbst noch Eigenes mit zu erarbeiten veranlaßte. So wurde sein Vortrag nicht nur ein wissenschaftliches Erlebnis, sondern zugleich auch ein hoher geistiger Genuß.

Im gleichen Jahr hielt er auf dem Pathologenkongreß ein Referat über *„Infektion, Parasitismus und Gewächsbildung"*.

Nach mehreren größeren Vorträgen auf dem Chirurgenkongreß über das runde Band der Leber, über den beweglichen Anfangsteil des Dickdarms, eine neue Methode der Leistenbruchoperation kam 1930 sein zweites großes Hauptreferat über die *Chirurgie der Wirbelsäule*. Auch hier erwies sich *Schmieden* als Meister in der Beschränkung auf das Wesentliche, nämlich die Herausarbeitung klarer Leitsätze, richtunggebend für lange Zeiträume chirurgischen Handelns.

Der gleiche Kongreß brachte ihm die höchste Anerkennung unserer Gesellschaft, die Wahl zum Vorsitzenden für 1931, für das gleiche Jahr, in dem er auch dem Unfallkongreß präsidierte.

1936 wurde ihm zur Feier unseres 60. Kongresses der Festvortrag über die *„Geschichte der Laparotomie" übertragen*. Lassen wir ihn selbst sprechen: „Das Studium der Entwicklung der Laparotomie läßt gerade uns Deutsche den Stolz auf die Gegenwart verstehen." Sollte in der Chirurgie eine Spezialisierung wirklich unvermeidlich sein, „dann", so sagte er wörtlich, „will ich für meinen Teil mit uneingeschränkter und nimmermüder Begeisterung das wunderbare Gebiet der Abdominalchirurgie ergreifen…, deren heutiger Stand uns mit stolzer Freude erfüllt und an deren großartiger Vollendung wir mit heißem Bemühen … arbeiten wollen". So hat sich *Schmieden* zu dem Gebiet bekannt, dessen unbestrittener Meister er selbst inzwischen längst geworden war.

Seit 1931 sitzt er im Rat der Alten unserer Gesellschaft als Hüter einer stolzen Tradition, aber nicht um auszuruhen, ist ihm ja schon wieder für den nächsten Kongreß ein neues großes Referat übertragen über die von ihm so machtvoll vorangetriebene Chirurgie des Herzens.

So ist *Schmiedens* Wissen vielgestaltig und groß, niedergelegt in zahlreichen Arbeiten und Büchern und lebendig sich forterbend in seinen Schülern.

In vielen Fächern würde solches Wissen und würden solche Werke allein schon ausreichen zu hohem Ruhme. In der Chirurgie reicht das aber noch nicht aus. Denn man kann eine Operation in Grundplan, Einzelheiten, technischen Hilfen usw. noch so genau *wissen*, eine Operation muß man auch noch *können*. Vom „Wissen" kommt Wissenschaft, von „Können" kommt Kunst. Chirurgie ist eine Wissenschaft, das Operieren aber eine Kunst. Und damit bin ich schon mitten drin — nach dem Wissen *Schmiedens* als Chirurg — in seinem *Wirken* als Operateur.

Beim Chirurgen kommt es nicht nur darauf an, was auf dem Papier steht, sondern darauf, wer am Operationstisch steht. Oder anders ausgedrückt: Helfen andere Ärzte gleichfalls ganz vorzüglich, so sind es aber fast immer, gleichviel ob Medikamente, Diäten und sonstige Kuren, Mittel sachlicher Art. Einzig der Operateur ist mit seiner eigenen Hände „Wirken“, mit seiner Person und den Eingebungen seines Geistes unmittelbar der persönlich entscheidende Faktor der Heilung.

Auch unter den Chirurgen sind viele berufen, aber nur wenige auserwählt. Unter den Auserwählten ist *Schmieden* bekannt durch seine Vielseitigkeit, d. h. er ist immerdar ausgerichtet auf die Gesamtheit unserer chirurgischen Möglichkeiten und gleich repräsentativ für viele Zweige unseres Faches. Und darin liegt für uns deutsche Chirurgen ein großer Gewinn, denn wir leben in einer Zeit fortschreitender Spezialisierung und damit unvermeidbar starker zentrifugaler Kräfte. Soll aber Kräfteausgleich, soll physiologisches Gleichgewicht bestehen, so bedarf es ebenso starker Gegenwirkung zentripetaler Kräfte, die das Auseinanderstrebende umgekehrt an einen Kraftmittelpunkt fesseln, und das ist für all die vielen, vielen chirurgischen Sonderdisziplinen deren allnährende Mutter, die Allgemeine Chirurgie.

Schmieden, unbestritten der erste Chirurg auf dem Gebiet der Bauchchirurgie, ist nie „Spezialist“ geworden; im Gegenteil, er ist immer zugleich allen chirurgischen Teilgebieten gleich treu geblieben und so ein chirurgisches Kraftzentrum von starker magnetischer Wirkung geworden.

Spezialisten erzeugen wieder Spezialisten, gründen aber keine Schule. Chirurgenschulen entstehen nur im Wirkungsbereich eines magnetischen Kraftfeldes, inmitten starker zentripetaler Kräfte, und das sind die großen allgemein-chirurgischen Kliniken, zugleich die Heimat der vielen, vielen Krankenhauschirurgen und Fachärzte.

War bei den Wettkämpfen im Altertum Sieger der Sieger der Lorbeerträger im Pentathlon und bei den heutigen olympischen Spielen der Sieger im Zehnkampf, so kann niemand *Schmieden* den Lorbeer vorenthalten, Sieger zu sein in einer Vielzahl chirurgischer Teilgebiete.

So begleitet denn schon seit langem *Schmieden* der Ruf großen wissenschaftlichen und großen operativen Könnens.

Das ist sehr viel, ja das ist schon etwas Außerordentliches. Und doch reicht beides zusammen immer noch nicht aus, um *Schmiedens* Sonderstellung ganz zu erklären. Sein Ruf und Ruhm muß also noch eine besondere Quelle in seiner unmittelbaren Persönlichkeit selbst haben.

Nach seinem Wissen und seinem Wirken sprechen wir noch von seinem *Wesen.*

Wir sind uns klar: Wissen und Wirken erfordern hohe Kräfte des Verstandes. Besonderen Ruhm verbürgen aber erst besondere seelische Kräfte. Was ist nun letzten Endes das innerlich Kennzeichnende für *Schmieden?*

Es ist manchmal gut, vom Gegenteil auszugehen: Ihm saß und sitzt kein ruheloser Dämon im Nacken! Ihn tyrannisiert nicht ein unausweichlicher Zwang zum Handeln! Ihn versklavt auch nicht ein brutaler Wille zur Macht.

Bei ihm ist alles einer Zentralgewalt untergeordnet, der Fähigkeit, alles Wesentliche sofort nach seinem wirklichen Wert zu erkennen, alles auf einfache Formeln zu bringen und nach seinen inneren Zusammenhängen zu ordnen. Ein ausgesprochener Sinn für das Richtige, ein Organ für das Zweckvolle und Notwendige, mit einem Wort, die praktische Vernunft als Quelle seines Handelns ist das eine Geheimnis seines Wesens. Die „Sophrosyne" der alten Griechen, auf deutsch das „Gesunden-Sinnes-sein", das Maßhalten, die Besonnenheit ist es, die als Werkzeug seines Wirkens ihn immer auch praktisch sich betätigen läßt: folgerichtig, zweckbewußt und ausgeglichen.

Diese Gesundsinnigkeit findet auch ihren schönen Ausdruck in seiner Naturliebe. Chirurg sein bedeutet dauernde Anstrengung, geistig und körperlich. Diese Welt des immerwährenden Angespanntseins drinnen in der Klinik bedarf eines Gegenpols in dem Entspannen draußen in der Natur. Aber nicht bloß Jagd, diese Urbeschäftigung des Mannes, sondern auch eingeschaltet zu sein in das Wachsen und Blühen, Reifen und Ernten in der Natur ist ihm Bedürfnis. Seine Zuflucht zu Himmel und Sonne, Wäldern und Bäumen findet in seiner Lieblingsbeschäftigung, der Fürsorge für sein großes und schönes Obstgut und dessen lebendige Werte ihren besonderen Ausdruck.

So läßt ihn also seine Sophrosyne, seine Gesundsinnigkeit, nicht nur im Beruf, sondern überall im Leben auch handeln: immer rationell, ohne laute Leidenschaft, darum aber um so überzeugender.

Das andere Geheimnis seines Ruhmes ist eine bei *Schmieden* mit der praktischen Vernunft glückhaft verknüpfte seelische Kraft, eine unseren inneren Sinn für das Schöne zum Erglühen bringende Gefühlskraft, sein ausgeprägtes *Vermögen ästhetischen Handelns*.

Wir erkennen diesen ästhetischen Grundzug seines Wesens, seinen Sinn für Ordnung, Harmonie und Schönheit überall, nicht nur in seinem einfühlsamen Umgang mit Menschen und in seiner immer gepflegten Sprache und Haltung, wir erkennen ihn auch im ärztlichen Handeln, beim Operieren.

Wie alles militärische, so wird auch alles chirurgische Operieren immer unter dem alten *Clausewitz'schen* Gebot stehen: „So konzentriert wie möglich! So schnell wie möglich!" Beides zusammen ist schon selten genug in einem Operateur vereinigt. Bei *Schmieden* kommt aber etwas an sich schon sehr seltenes Drittes noch hinzu: zu dem „So konzentriert wie möglich!", zu dem „So schnell wie möglich!" das „So schön wie möglich!"

Bei ihm empfinden wir so ganz das der Kunst und der Kunst allein Eigentümliche, die Fähigkeit des Ausübenden, im sachverständigen Zuschauer Gefühle der Lust zu erwecken. Wer *Schmieden* zusieht, muß Freude empfinden, Chirurg zu sein oder Lust verspüren, es zu werden oder Sehnsucht, es ihm gleich zu tun.

Vergessen wir nicht, daß der ästhetische der edelste Genuß ist, dem sich hinzugeben dem Menschen vergönnt ist.

Zur Sophrosyne einerseits, seiner ästhetischen Grundveranlagung andererseits, kommt noch ein Drittes: die *Tapferkeit* im gegebenen Moment.

Dafür bei *Schmieden* nur einen, aber durchschlagenden Beweis. Der Leiter einer chirurgischen Klinik hat viele Vorrechte. Sein schönstes ist die Anzeigenstellung, die Entscheidung darüber, *wann nicht* operiert, *wann* operiert und was operiert wird. Bei *Schmieden* war die Anzeigenstellung im Vertrauen auf eigenes Können nie engherzig. Er ist seiner operativen Anzeigenstellung aber auch treu geblieben, als er, der Chirurg, selbst chirurgisch krank war.

Viele Chirurgen haben sich Eingriffen unterziehen müssen und unterzogen. Ich spreche daher auch nicht von seiner ersten Operation mit ihrem Zwang zum Eingriff. Ich spreche von der zweiten Operation, dem Eingriff um eines Zustandes willen, der durchaus mit dem Leben und mit körperlicher Gesundheit vereinbar gewesen wäre. Daß *Schmieden* mit 68 Jahren alsbald nach einer ersten schweren Operation mit schwerer Lungenentzündung — entgegen dem Rat Dritter — selbst das an sich zu operieren befahl, wozu er vielleicht nicht jeden Anderen gedrängt hätte, zeugt von seinem Mut zu der Verpflichtung, gerade durch selbstgewählte Gefahr zu seinem ganzen bisherigen Chirurgenleben zu stehen.

Das nenne ich eben Tapferkeit. Kein Geringerer als Immanuel *Kant* definiert „Tapferkeit" als den „Mut, in dem, was Pflicht gebietet, selbst den Verlust des Lebens nicht zu scheuen".

Eine solche Operation an einem Meisterchirurgen selbst bringt Ansehen und Ehre seinem Operateur, zugleich aber Ruhm dem Operierten. Denn seine Anzeigenstellung an sich selbst rühmt am operierten Kranken zugleich den wahrhaft großen Arzt. Denn als Arzt ist eben doch nur der groß, der an Anderen nur handelt, wie er an sich handeln lassen würde, der dann aber an sich handeln läßt, wie er immer an Anderen gehandelt hat. So ist seine Narbe nicht eine gewöhnliche Operationsnarbe, sondern eine Ruhmesnarbe, erworben auf dem Felde chirurgischer Ehre.

Man meint, der große Frankfurter Bürger, der alte Weise *Schopenhauer*, hätte den großen Frankfurter Chirurgen und Obstzüchter *Schmieden* vorausgeahnt, wenn er jetzt vor 100 Jahren in seinen „Parerga und Paralipomena" wörtlich Folgendes schrieb:

„Auf Ehre hat jeder Anspruch, auf Ruhm nur die Ausnahmen, denn nur durch außerordentliche Leistungen wird Ruhm erlangt."

„Am gelegensten schlägt der Baum des Ruhmes im Alter aus, als ein echtes Wintergrün; auch kann man ihn den Winterbirnen vergleichen, die im Sommer wachsen, aber im Winter genossen werden.

Und *Schopenhauer* schließt mit den Worten:

„Im Alter gibt es keinen schöneren Trost, als daß man die ganze Kraft seiner Jugend Werken einverleibt hat, die nicht mit altern."

So danken wir deutschen Chirurgen zum 70. Geburtstag ihm, der uns selbst aufs glücklichste repräsentiert. Wir danken ihm für alles, was er für den hohen Rang, Ruf und Ruhm unserer deutschen Chirurgie geleistet hat und wünschen ihm die in 70 Jahren noch bis zuletzt sturmerprobte Gesundheit und Leistungskraft ad multos annos: ihm zu seinem Glück, uns weiter zu Nutz und Frommen und unserer deutschen Chiurgie für ihre hohe Geltung in der Welt!

Nicht wünschen wir ihm das berühmte otium cum dignitate und auch ein bloßes otium cum litteris wäre ihm kaum angepaßt. So möchte ihm denn beschieden sein: *labor cum litteris*, tätig zu sein bis zum letzten Hauch in voller Harmonie körperlicher Rüstigkeit und geistiger Frische!

Dieses tätige Leben sei aber übersonnt durch die Gewißheit von der höchsten Meinung seiner Berufsgenossen, vom höchsten Ruhm im eigenen Fach!

5.

Gedächtnisfeier der Medizinischen Fakultät Gießen (14. 2. 1950):

Gedächtnisrede auf Friedrich Bernhard.

Wir sind hier versammelt, ein Denkmal zu errichten, das geistige Denkmal eines Mannes, den wir alle kannten, dessen Züge nun durch den unerbittlichen Tod im buchstäblichen Sinne „endgültig" geworden sind. Dieses Denkmal gilt es, heute im Geiste zu erschauen. Ich spreche gewissermaßen noch vor der alles verdeckenden Hülle. Was birgt sie?

Wir sehen vor uns einen Fünfzigjährigen. Damit klingt ein Wort an von *Schopenhauer*[1] aus seinen „Parerga und Paralipomena". Er setzt dort die Lebensalter des Menschen in Beziehung zu den Namen unserer Planeten und sagt:

„Im fünzigsten Jahre herrscht *Jupiter*. Schon hat der Mensch die meisten überlebt und dem jetzigen Geschlechte fühlt er sich überlegen. Noch im vollen Genuß seiner Kraft, ist er reich an Erfahrung und Kenntnis: er hat (nach Maßgabe seiner Individualität und Lage) Autorität über alle, die ihn umgeben. Er will demnach sich nicht mehr befehlen lassen, sondern selbst befehlen. Zum Lenker und Herrscher, in seiner Sphäre, ist er jetzt am geeignetsten. So kulminiert Jupiter und mit ihm der Fünzigjährige."

Der Kulminationspunkt zugleich als Endpunkt: das ist die tiefe Tragik, die wir empfinden, wenn wir vor dem Denkmal stehen. Aber das Gefühl des Tragischen ist immer ein Mißgefühl. Tragik ist zunächst Trauer um den Untergang eines Starken im Kampf mit noch stärkeren Gewalten. Tragik ist andererseits Stolz im Hinblick auf die Größe menschlichen Ringens um Fortschritt. Am

---

[1] Aphorismen zur Lebensweisheit, S. 271. Herausgeg. von *Rudolf Marx*. Verlag Alfred Kröner, Stuttgart.

Grabe sprach die Trauer, am Denkmal spricht der Stolz: Wir sind stolz auf den Mann des Wissens, auf den Forscher, der mehr Wissenschaften in sich verkörperte, als die Vielzahl seiner Kollegen. Wir sind stolz auf den Mann des Könnens, der manche Spezialisten überwand, indem er mehr leistete, als ihrer Einzelne selber. Wir sind stolz auf den Mann, der uns ein Sinnbild ist für eine neue Idee: Die Sehnsucht nach einem neuen Typ des Chirurgen.

Schon der *äußere Werdegang* kündet kommendes Können. Den Sohn Heidelberger Landes zog es zunächst in die alte Hauptstadt der Kurpfalz, nach Mannheim. Dort erlernte er zuerst Pathologie bei *Löschcke*, dann Innere Medizin bei *Keller*, sodann Physiologie bei *Lesser* und endlich 3 Jahre Pathologische Physiologie des Chirurgen bei *Rost*. Eineinhalb Jahre Bremen weiteten seinen Horizont. Seit 1928 ist er Gießener, der sich unter *Poppert* schnell den chirurgischen Aufstieg erarbeitete.

Man braucht seine ersten Arbeiten nur in Stichworten Revue passieren zu lassen, um sofort zu sehen, hier ist die Ratio, hier ist ein Organisator des Wissens am Werke. Mit der Erstlingsarbeit über den „Einfluß der Muskulatur auf die Formgestaltung des Skelettes" ging es in die Entwicklungsmechanik, mit der zweiten über „Die Lichtdurchlässigkeit der menschlichen Haut" in die Biophysik und mit der dritten Arbeit über die „*Kahnsche* Reaktion und Blutzuckerspiegel" in das weite Gebiet der Biochemie.

Mit der letzteren Arbeit betrat *Bernhard* schon 1924 das eine Hauptgebiet seiner Forschungsarbeit, *die biochemische Krebsdiagnostik*. In der Folge untersuchte er den „Phosphorsäuregehalt des Blutes" bei Krebskranken, dann den „Glykogen-, Glucose- und Milchsäuregehalt in gut- und bösartigen Tumoren". Er zeigte, daß maligne Tumoren, sofern man an existirpierten Geschwülsten die sonst sofort einsetzende Glykolyse unmöglich macht, zehnmal mehr Glykogen enthalten, als die benignen, eine Feststellung, die sich später zur *Schillerschen* Jodprobe für die Diagnostik des Cervixcarcinoms verdichtete. Zusammen mit *Köhler* entdeckte er das Auftreten atoxylfester Lipase im Serum von Krebskranken. Er zeigte, daß sie bei 84,8% der Carcinome vermehrt ist und daß ihre Vermehrung mit der Radikaloperation des betreffenden Krebses schwindet. Die Wertminderung der Methode, die darin liegt, daß sie auch bei krebsfreien Fällen in 30,5% positiv ist, suchte er dadurch auszugleichen, daß er diese seine Methode in Vergleich mit anderen biochemischen Reaktionen setzte. Er gelangte so zu der bis dahin höchsten biochemischen Trefferquote, resultierend aus der Kombination von fünf Verfahren zu gleicher Zeit.

Als aus dem Teer dessen krebserzeugende Bestandteile isoliert wurden, erstand aus der nahen Verwandtschaft zwischen dem höchstcarcinogenen Methylcholanthren einerseits und dem Cholesterin bzw. den Gallensäuren andererseits die grundlegend wichtige Frage, ob carcinogene Stoffe auch im menschlichen Organismus selbst entstehen können. Eine große Zahl von Laboratorien hat diese Frage angegangen, ohne daß bis heute ein schlüssiger Beweis für den Übergang physiologischer Steroide in carcinogene Kohlenwasserstoffe erbracht worden wäre. *Bernhard* ging als Kliniker nicht die Via experimenti, sondern die Via experientiae, den Weg der Erfahrung am Menschen selbst. Er stellte bei über 4000 Kranken Nachforschungen an, wieviel von den früher Gallensteinoperierten später an Krebs starben. Er ging dabei von der Überlegung aus, daß gerade bei Gallensteinkranken Störungen im Cholesterinhaushalt und im Gallensäureumsatz besonders häufig vorkommen, so daß bei der Herkunft carcinogener Stoffe aus diesen Quellen jene Krankenkategorien ein Plus an späteren Krebsfällen aufweisen müßten. Es ergab sich, daß bei einfach Cholecystektomierten die späteren Krebstodesfälle mit 13% ungefähr der allgemeinen Sterblichkeit an Krebs entsprachen, daß die früher Choledochusdrainierten, also sicher lebergeschädigten Kranken, 25% und daß die Kranken mit erwiesener schwerer Cholesterinstoffwechselstörung, nämlich solche mit früherer „Stippchengallenblase", 61% Krebs als spätere Todesursache aufwiesen. Damit war rein klinisch mehr als wahrscheinlich gemacht, daß krebserzeugende Stoffe auch im menschlichen Organismus selbst entstehen können und daß tatsächlich das Cholesterin und die Gallensäure als mögliche Quelle in Betracht gezogen werden müssen.

Sind *Bernhards* Verdienste auf dem Gebiete der Krebsforschung bereits groß, so sind sie in der *Chirurgie der Gallenwegs- und Pankreaserkrankungen* noch größer. An die 80 Arbeiten hat er diesem praktisch so bedeutsamen Gebiete gewidmet. Auch wenn ich wollte, ich könnte sie in einer kurzen akademischen Stunde gar nicht alle im einzelnen würdigen. Ich kann nur den General-nenner aufzuspüren versuchen.

War *Poppert*, wie man so gerne sagt, ein Kind der „Heroen-zeit" unserer Chirurgie, ein Mann also der Erfindung und des Ausbaues operativ-technischer Möglichkeiten, so sehen wir in *Bernhard* seinen echten Schüler nach dem Motto: das müßt' ein schlechter Lehrling sein, der nicht den Meister wollte übertreffen. Was ihn hier besonders charakterisiert, ist seine Forschungsmetho-dik. Ich darf ein Paradoxon gebrauchen. *Bernhards* Erfolg be-ruht auf dem Experiment am Menschen. „Experiment" natürlich nicht in dem Sinne, als ob irgend etwas in homine experimenti causa geschehen wäre! *Bernhards* Anzeigenstellung war streng und unantastbar. Wo aber die durch Krankheit notwendig ge-wordene Operation in das Schaltwerk der Funktion einzugreifen nötigte, dort war *Bernhard* Meister in der Auswertung jenes un-freiwilligen, aber tatsächlichen Experiments am Menschen bis in die letzten Konsequenzen der pathologischen Physiologie: Hyper-glykämie, Glykosurie, Wasser- und Konzentrationsversuch, Gly-kosebelastung, Diastase-, Lipase-, Reststickstoffbestimmung, die Sekretionsverhältnisse des Magens und v. a. m. wurde in den Dienst der Leber-, Gallen- und Pankreasdiagnostik gestellt.

Ein Lieblingsgegenstand seiner Forschungen war die „weiße Galle" (1930). Die hohe Mortalität von 22⁰/o bei Eingriffen an Kranken mit weißer Galle in den Gallenwegen klärte er in nahe-zu der Hälfte der Fälle als Folge der cholämischen Blutung auf. Es glückte ihm im Experiment, durch Choledochusunterbindung „weiße Galle" hervorzurufen und den Mechanismus der Um-wandlung und Entfärbung der Galle klarzustellen. Ein anderes

Lieblingsthema war die schon kurz erwähnte „Stippchengallenblase". Er sammelte über 500 Fälle, gab prä- und intraoperative Hinweise für die Diagnostik und zeigte Beweisgründe für ihren Zusammenhang mit einem stark erhöhten Cholesteringehalt der Galle auf.

Weiterhin hat *Bernhard* die Röntgendarstellung der Gallenwege bei äußeren Gallenfisteln und bei den inneren Anastomosen zwischen Gallenwegen und Magen-Darmkanal (1939) ebenso für die praktischen Bedürfnisse der Gallenwegschirurgie, wie für die „Vertiefung unseres Wissens über krankhafte Vorgänge an den Gallenwegen bei der Cholelithiasis" eingesetzt und ausgenutzt.

Zahlreich sind seine klinisch-operativen Arbeiten, so über den Wert der Choledocho-duodenostomie für die Behandlung der eitrigen Cholangitis, über die Spätresultate nach früheren Choledochotomien, über die inneren Anastomosen zwischen Gallenwegen und Magen-Darmkanal (128 Fälle! 1933!), über Rezidivbeschwerden nach Operationen an den Gallenwegen, über die äußere Gallenblasenfistel zur Behandlung des schweren Ikterus. 1933 berichtete er bereits über 1000 Choledochotomien, später über plastische und prothetische Operationen an den Gallenwegen und v. a. m. 1939 waren es 6370, schließlich weit über 7000 Gallenoperierte, deren Ergebnisse sein Urteil fundierten. Wir sehen, hier wird der Vorteil des Experimentes, durch künstliche Bedingungen mit kleinen Zahlen zu Schlußfolgerungen zu gelangen, wettgemacht durch eine übergroße Zahl von Beobachtungen, die die Fehlerquellen einengen und beschränken. Wer hätte je eine gleich große Zahl der Operationen so ausgewertet wie er? Wer wollte ihm den Ruf streitig machen, daß er auf diesem großen Gebiete der Gallenwegs- und Pankreaschirurgie an der Spitze der deutschen, wenn nicht der Chirurgen überhaupt marschierte? Kaum hatte er die Gallen- und Pankreaschirurgie herangeführt, nahe an einen Höhepunkt wissenschaftlicher Erforschung und an den Tiefstpunkt postoperativer Mortalität, als er sich bald nach 1939 den Problemen der *Kriegschirurgie* zuwandte. Hier waren es zuerst die Aneurysmen, die er großenteils und mit bestem

Erfolg selbst operierte. Später waren es die Pseudarthrosen nach Schußverletzungen, die ihm die Marknagelung und Spanplastik zur Beseitigung dieser Kriegsfolgen verwenden ließen.

Noch während dieser kriegsbedingten Exkursionen war es neben der Krebsforschung und neben der Gallenwegs-Pankreaschirurgie die *Thoraxchirurgie*, die ihn in steigendem Maße fesselte und schließlich ganz überwiegend beschäftigte. 1939 klang das große neue Thema erstmals an, als er sich einreihte in die Zahl einiger glücklicher Operateure, denen es gelang, einen Krebs der mittleren Brustspeiseröhre auf abdomino-collarem Wege zu entfernen. Freimütig berichtete er 1940 auch über die Mißerfolge. Den eigentlichen Anstoß für seine thoraxchirurgische Tätigkeit gaben die Spätfolgen nach Lungenschüssen, besonders die vielen Fälle von Hämatothorax- und von Empyemresthöhlen. Er griff die Gitterplastik nach *Heller* auf und berichtete 1947 über die ersten 100 Fälle zu einem Zeitpunkt, als sich seine Zahl bereits „dem Ende des zweiten Hunderts" näherte. Was er neu hinzufügte, war die niedrige Mortalität von nur 3% und diese 3 Fälle gingen nicht zu Lasten der Operation (2 starben an Hirnabsceß und einer an Sepsis anderweitigen Ursprungs).

Von der Chirurgie der äußeren Thoraxwand wandte er sich zu den Operationen im Thoraxinneren. Das Bronchialcarcinom, die Bronchiektasen und in 9 Fällen der chronische Lungenabsceß führten ihn zu den Eingriffen der Lungenlappenentfernung und der Pneumonektomie. Als erster in Deutschland führte er eine Beseitigung der Isthmusstenose der Aorta durch Resektion derselben und End-zu-End-Anastomose erfolgreich durch und zeigte zugleich tierexperimentell, daß sich die Überbrückung des Aortendefektes auch durch ein homoioplastisches Transplantat erzielen läßt. Wie eine Gnade des Schicksals mutet es uns heute an, daß es ihm als Letztes noch vergönnt war, das Experimentum crucis zu liefern: am 8. November 1949 — 3 Wochen vor seiner eigenen Operation — operierte er einem 23jährigen jungen Mädchen ihre Isthmusstenose und überbrückte den Defekt mit einem homoioplastischen Aortentransplantat und zwar mit vollem Erfolg.

Schon früh betrat *Bernhard* das Podium unserer Chirurgenkongresse. Das Wort stand ihm von Haus aus vielleicht nicht zu
mitreißender Rhetorik zur Verfügung. Er glich das völlig aus
durch sorgfältige Vorbereitung, durch die Überzeugungskraft des
Gebrachten und durch das Argument der Erfolge. Als Anerkennung seiner selbst erarbeiteten Stellung saß er seit 1948 im „Rate
der Alten" unserer *Deutschen Gesellschaft für Chirurgie*, hinein-
berufen, um — neben den Hütern einer alten Tradition — mit
Promotor zu sein für Dinge, die über die letzte Generation hin-
auswachsen. So steht er vor uns als ein Mann, ganz aus eigener
Kraft gewachsen, ein Mann von umfassendem Wissen. In vielen
Fächern würde solches Wissen allein schon ausreichen zu hohem
Ruhm. Speziell in der Chirurgie reicht das aber noch nicht aus,
denn man kann eine Operation im Grundplan, in den Einzelheiten, technischen Hilfen usw. noch so genau „wissen", eine
Operation muß man auch „*können*". Von Wissen kommt Wissenschaft, von Können kommt Kunst. Nur wo beides zusammentrifft,
wird der Lorbeer gereicht. Auch unter den Chirurgen sind viele
berufen, aber als Operateure nur wenige auserwählt. Aus der
Reihe der Jüngeren berechtigte *Bernhard* zu den höchsten Hoffnungen. Er griff ein Gebiet nach dem anderen an, um es schnell zu
erobern und dann voll zu beherrschen. Zweierlei kennzeichnet
seinen Weg. In Ausnutzung aller Hilfsmittel der pathologischen
Physiologie senkt er die Mortalität seiner Eingriffe, so bei den
Gallenoperationen, Aneurysmen und Thorakoplastiken auf bislang tiefste Werte. Auf der anderen Seite drängt er zu den neuen
Ufern operativer Möglichkeiten. Nichts charakterisiert ihn mehr,
als seine Wende zur Chirurgie brustinnerer Erkrankungen. Er
studierte die ursprünglich in Deutschland gegründete Thoraxchirurgie, als sie in ihrer neuen Fortentwicklung von den angelsächsischen Ländern wieder zu uns kam, wirklich mit heißem
Bemühen. Wer erinnerte sich heute nicht mit tiefer Wehmut der
Freude, mit der er in Freiburg und Frankfurt über seine erste
erfolgreiche Isthmusstenose und über die Vorbereitungen derselben vortrug? Es war der Höhepunkt seines Wirkens, seines

beruflichen Glückes. Und noch einmal schenkte ihm, dem nimmer Rastenden, ein gütiges Geschick einen großen, letzten Sieg. So formt sich auch hier das plastische Bild als das eines Mannes, der aktivistisch geblieben war bis zur letzten Stunde und der eine steigende Verheißung war: wie *Schuberts* H-moll-, so auch er gleichsam eine mehrsätzige Symphonie, aber eine „Unvollendete". Noch ein Allegro con brio, aber kein Finale!

Ist chirurgisches Wissen viel und operatives Können noch sehr viel mehr, so ist beides aber noch nicht alles. Ruhm und Ruf haben immer ihre letzte Quelle in der unmittelbaren Persönlichkeit selbst. Nach seinem Wissen und seinem Wirken sprechen wir noch von seinem *Wesen*. Wir sind uns klar, Wissen und Wirken erfordern hohe Kräfte des Verstandes, besonderen Ruhm verbürgen aber erst besondere seelische Kräfte. Was bei ihm alles zusammenfaßte war die Besonnenheit, die Sophrosyne der alten Griechen, das Maßhalten, das Ausgeglichensein, das Abwägen der Dinge nach ihrem wirklichen Gewicht oder, wie *Kant* sagt, die „Gleichmütigkeit" als „Selbstgefühl einer gesunden Seele".

Das erst macht ihn zu dem, was wir ihm noch besonders danken, zum Mitkämpfer für einen neuen Typ des Chirurgen. Wir haben alle Achtung vor unseren Lehrern aus der Gründerzeit unseres Faches, denn wir stehen anatomisch-technisch fest auf ihren Schultern. Es geht aber eine Sehnsucht durch die jüngere Generation nach Männern, die in Biologie, Physiologie und Innerer Medizin genau so zu Hause sind, wie in Anatomie und Pathologie, nach Männern, denen das vielgestaltige technische Rüstzeug nicht Selbstzweck, sondern nur Voraussetzung und Hilfsmittel chirurgischen Handelns ist, nach Männern, die wie *Bernhard* zugleich alles Rüstzeug der Physiologie besitzen, um die Eingriffe weiter zu humanisieren, ihre Risiken zu verkleinern, und die Mortalität immer weiter zu senken. Es sind mindestens 3 Gebiete, auf denen *Bernhard* hierin führend gewesen ist.

So steht er nun vor uns: in seinem Wissen, Wirken und Wesen als ein Ganzer und voller Plastik in seinen Zügen. Schon erblühte ihm junger Ruhm, „Ruhm als das Kostbarste, was der Mensch erlangen kann, das Goldene Vlies der Auserwählten" (*Schopenhauer*).

Das Denkmal ist enthüllt. Es ist der Fünfzigjährige, wie *Schopenhauer* sagt, „im vollen Genuß seiner Kraft", reich an Erfahrung und Kenntnis, voll Autorität über alle, die ihn umgeben... „Lenker und Herrscher in seiner Sphäre", seinen Altersgenossen ein Maßstab, den Jüngeren Vorbild und Antrieb, den Kommenden Zeugnis chirurgischer Bewährung in schwerster Zeit, der Fakultät ihr Stolz! der Familie ihr Hehrstes!

Auf das Grab Blüten und Blumen! An das Denkmal immergrünen Lorbeer!

Eröffnungsansprache als Vorsitzender der Deutschen Gesellschaft für Chirurgie
für 1951/52 auf dem Deutschen Chirurgenkongreß 1952 am 16. 4. 1952:

Zur geistigen Situation unseres Faches.

Die ersten schweren Jahre des Wiederaufbaus unserer Gesellschaft sind vorbei. Vielleicht ist es an der Zeit, einiges *zur geistigen Situation unseres Faches* zu sagen.

1.

Wer wollte es bestreiten: unter allen Ärzten hat der *Chirurg* eine *Sonderstellung*. Alle anderen Ärzte wirken auf den Kranken indirekt, sei es durch Medikamente oder Kuren, durch Strahlen oder Verordnungen. Einzig der Operateur greift *direkt* und mitten in den Organismus seines Mitmenschen ein. Man kann Arzneien, Seren, Diäten, ja selbst Operationen verordnen, aber nicht „die Operation" rettet den Kranken, sondern nur sein Operateur mit seiner Hände und seines Geistes direktem Bewirken.

Noch ein Zweites kennzeichnet den operierenden Arzt: die oft *unmittelbare Krankheitsbefreiung* durch Herausnahme wirklich der Krankheit selbst.

Und das Dritte: Ist die interne Medizin die hohe Schule ärztlichen Erkennens, so findet — zusammengedrängt in eine kurze Spanne Zeit — *in der Operation ärztliches Handeln* — unbestreitbar — seine *höchste Konzentration*. Im Kampf mit der Krankheit, im Wettlauf mit der Zeit und im Ringen mit dem Tode noch in schier verzweifelter Lage wird die Chirurgie zur hohen Schule ärztlichen Handelns! Wie oft wird unter den Händen des Operateurs hohe Lebensgefahr der Durchgang zum Leben!

Aber schon *Ovid* sagt: Es gibt nichts, was hilft, was nicht zugleich auch schaden könnte. Die *Kehrseite* jeder Operation ist die unvermeidbare Wundsetzung, die Krankheitsbefreiung also immer nur um den Preis einer *Verwundung* und die Krankheitswegnahme nur gegen *Risiken*. Vieler Sonnenglanz über unsrer Chirurgie wird beschattet durch den Umstand, daß alles diagnostische Kalkül, alles Können und auch die letzte Sorgfalt nicht davor schützt, daß im Einzelfalle die Rechnung oft genug nicht aufgeht. Der Chirurg kennt, wie wenig andere, die Freuden des Sieges über die Krankheit, zugleich aber auch alle Bitterkeiten der Niederlage. Beide Pole sind weit gespannt.

So ist die chirurgische *Grundsituation* immer die gleiche: von seiten des Kranken, wenn er seinen Körper dem Operateur überantwortet, ein Höchstmaß menschlichen Vertrauens, für den Chirurgen eine schier übermenschliche Verantwortung! Und was liegt darin für ein Vertrauen auf eigenes Können, wenn der Operateur alle Gefahren in Rechnung stellt und immer wieder den hohen Einsatz, oft genug den des Lebens selber, wagt! So ist es zu allen Zeiten so, daß Entschlußkraft, Geistesgegenwart, technisches Können und wirkliches Handeln den Chirurgen charakterisieren. *Im Höchstmaß ärtzlicher Verantwortung kulminiert die Sonderstellung des Chirurgen.*

2.

So möchte es scheinen, als ob das *Bild des Chirurgen* seit je das gleiche geblieben ist. In vielem: ja! In vielem aber hat es sich *gewandelt*. Zunächst schon äußerlich. Der Chirurg von heute ist nicht mehr eine Sonderform des Grandseigneurs. Die Demokratie stuft ihn ein nach seinem *Wert innerhalb der sozialen Rangordnung*. Aber seine Unentbehrlichkeit in Situationen hoher individueller Not, die oft dramatische Sinnfälligkeit seines Eingreifens und der Seltenheitswert höchster Leistungsstufe sichern ihm in der sozialen Hierarchie einen guten Platz und — Publizität, auch ohne Nachhilfe.

Gewandelt hat sich ferner seine *Arbeit im Operationssaal*. In dem Maße, wie die großen Fortschritte der Allgemeinen Chirurgie (moderne Anaesthesie, Chemotherapie der Infektion, Schockbekämpfung usw.) alle Eingriffe weiter humanisiert und gefahrenärmer gemacht haben, im gleichen Maße haben *neue übergroße Operationen* Platz gegriffen.

Gewandelt hat sich ferner unsere *wissenschaftliche Grundhaltung.* Der rein operativen Technik, so wichtig sie ist, sind klare Grenzen gesetzt und die postoperative Mortalität enthüllt diese Grenzen schonungslos. Um die Operationsgefahren zu mindern und um folgerichtig vor- und nachzubehandeln, werden die Chirurgen immer internistischer und die Tagung wird zeigen, wie stark heute die Physiologie, aber auch die Pharmakologie unser chirurgisches Denken beeinflußt haben. Die Neueinrichtung der Sektion „Experimentelle Chirurgie" soll vor allem vom Streben der Jugend, neuen Methoden zunächst theoretisch zum Durchbruch zu verhelfen, künden.

Gewandelt hat sich weiterhin vielerorts die *Stellung des Chirurgen im Krankenhausbetrieb.* Für seine Berufsausübung braucht der Chirurg natürlich das Krankenhaus und seine Einrichtungen. Daraus haben sich aber mancherlei Angriffe auf die Stellung des Chirurgen entwickelt. Sie alle kennen das Wort vom „Chefarzt als Erfüllungsgehilfen der Krankenhausverwaltung". Dies würde bedeuten, daß der Chirurg einem anderen untergeordnet, auf gut lateinisch „sub-altern" gemacht würde. Ich komme darauf zurück.

Aber nicht nur die Kommunen, auch der *Staat* versucht Eingriffe in den Verantwortungsbereich des Chirurgen. Kein Land der Welt kennt ein Gesetz über Bluttransfusion. Nur in Bonn macht man den Versuch, ein „Blutspendegesetz" durchzuführen. 70% aller Bluttransfusionen macht der Chirurg. Aber weder unsere Gesellschaft noch von ihr bestimmte Sachverständige wurden vor dem Entwurf gehört. Unser Einspruch nachher wurde dem Bundesrat nicht zur Kenntnis gebracht. Wir werden morgen darauf zurückkommen.

Nicht viel anders ist es mit *Einzelbehörden* und *Organisationen.* Das Berufsgeheimnis ist dutzendfach durchlöchert, das Krankenblatt nicht mehr ausreichend geschützt, die Haftpflichtansprüche an Chirurgen nehmen zu. Immer mehr Instanzen wollen dem

Chirurgen dreinreden. Es ist klar, irgendwo muß das alles eine letzte Wurzel haben. Nie wird jemand gehört haben, daß je ein Jurist für einen Irrtum — wie Urteile höherer Instanzen zeigen, irren ja auch Juristen — daß je ein Jurist für einen Irrtum haftpflichtig gemacht wurde. Umgekehrt gibt es wohl kaum einen Chirurgen, der dem niemals ausgesetzt gewesen wäre. Woher diese Diskrepanz zwischen zwei gleichrangigen akademischen Berufen? Sehr einfach: seit je und immer noch erblickt die Rechtsprechung in der Operation im Sinne des Strafgesetzbuches tatbestandsmäßig eine Körperverletzung. Aus diesem unerträglichen Grundübel erwachsen viele Konsequenzen. Not tun — ich zitiere einen Juristen! — not tun neue Gesetzesbestimmungen, die eine Operation nach Sache und Sinn klar unterscheiden vom Messerstich eines Raufboldes (*Eberhard Schmidt*). So werden Sie verstehen, daß ich für die Rechtsfragen in der Chirurgie drei Referate angesetzt habe.

3.

Schon lange ist klar, die neue Lage stellt *neue Aufgaben. Jakob Burckhardt* sagt einmal: „Verharren würde zur Erstarrung..., nur in der Bewegung, so schmerzlich sie sei, ist Leben". Es leuchtet ein, wir müssen uns einerseits den neuen Verhältnissen anpassen, sie aber andererseits selber aktiv mitgestalten!

Wohl sind wir nach Ziel und Tradition eine wissenschaftliche Gesellschaft. Aber wir sind nicht nur Männer angewandter Wissenschaft, sondern zugleich als Ärzte täglich hineingestellt in öffentliche Probleme. Über die rein wissenschaftlichen Fragen hinaus gibt es — denken Sie an das Blutspendegesetz! — noch genug ärztlich-chirurgische Belange.

Nur am Rande: wir sollten möglichst alle deutschen Chirurgen als Mitglieder erfassen. Von unseren diesjährigen deutschen Rednern sind noch 57 nur unsere Gäste. Entscheidend aber bleibt die *aktive Einschaltung* in alle die Fragen, die uns Chirurgen direkt betreffen. Nicht daß ich einer Interessenpolitik das Wort rede! Wir Chirurgen sind alle Individualisten und so von Natur aus keine Kollektivpolitiker. Aber hüten wir uns andererseits vor der „Ohne-mich"-Politik der völligen Interessenlosigkeit! Indifferentismus leistet totalitärem Regiertwerden Vorspann. *Was wir nicht selber tun, das wird mit uns getan!*

Wir dürfen nicht einfach teilnahmslos zuschauen, wenn z. B. unserem Nachwuchs unter Ausnutzung des Ärzteüberflusses auch in chirurgischer Hinsicht standeswidrige Verträge aufgenötigt werden, oder wenn die Chefarztstellung unterminiert wird.

Der Krankenhausverwalter kann nicht dominieren, sondern nur dienen. Noch ist der *Kranke* kein Kollektiv, sondern ein Individuum. Er *will nicht verwaltet, sondern behandelt werden.* Für die Verwaltung ist der Kranke eine Karte oder eine unpersönliche Nummer, für den Arzt eine konstitutionsgebundene Persönlichkeit mit ihrem eigenen Lebensraum, ihrer Krankheit und ihrer somatopsychischen Not. Sinn, Zweck und Geist einer Krankenanstalt repräsentiert nur der Arzt. Der Chefarzt ist nicht „Erfüllungsgehilfe der Krankenhausverwaltung", sondern der *Krankenhausverwalter* ist der *Entlastungsgehilfe des Chefarztes.* So und nicht anders ist es natürliches Recht.

Ein anderes brennendes Problem ist die drohende Zersplitterung unseres Faches durch die *Spezialisierung.* Sie wird hier stürmisch gefordert, dort tief beklagt. Gibt es überhaupt eine einigende Formel?

Bei der Spezialisierung werden leicht zwei Dinge durcheinandergeworfen. Für die *Wissenschaft* ist die Spezialisierung schlechthin ihr Schicksal. Wer hier wirklich Neues leisten will, kann es nur durch Beschränkung auf ein und später vielleicht auf mehrere Gebiete. Den großen Berg des Unerforschten kann man nur durch Arbeitsteilung abtragen.

Aber etwas anderes ist die Wissenschaft, etwas anderes die tägliche ärztliche *Praxis.* Hier ist das Substrat, unser Gegenüber, immer ein ganzer Mensch! Man kann ihn nicht ungestraft allzusehr regionalisieren, sonst endigt man — man hat ihn ja anderwärts schon — beim Facharzt für Proktologie oder für Varicositäten.

Wie beklagenswert solche Spezialisten, die ihr Gesichtsfeld selber derart verengen!

Kurz, die praktische Spezialisierung hat ihre Grenzen. Der Erfinder der Gefäßnaht und Gewebezüchtung, Nobelpreisträger *Alexis Carrel,* sagt: „Großer Schaden entsteht durch die extreme Spezialisierung der Ärzte. Die Medizin hat den kranken Menschen in kleine Bruchstücke geteilt und für jedes dieser Fragmente gibt es einen Spezialisten." Er fährt fort: „Je hervorragender ein Spezialist ist, desto gefährlicher ist er."

Ich glaube, wir kommen aus der Sackgasse nur heraus, wenn wir uns der *Polarität* dieser Fragen bewußt werden. Ist der Spezialist der eine Pol, so ist klar, er braucht einen *Gegenpol.* Das befreiende Wort stammt, wie so oft, von *Goethe.* Er sagt: „Zur Einsicht in den geringsten Teil ist die Übersicht des Ganzen nötig."

Für diese Übersicht des Ganzen müssen auch in der Chirurgie die *Probleme* des ganzen Menschen irgendwo ihre Heimstätte haben. Das gegenüber der extremen Spezialisierung unbedingt nötige *Gegengewicht,* das ist unsere — gestehen wir es offen! — heißgeliebte *Allgemeine Chirurgie.* Wo wir auch örtlich operieren, unser Operieren ist buchstäblich Flickwerk. Erst die Kräfte des ganzen Organismus vollenden die Heilung. Die Gesetze der Wundheilung, Blutstillung, Infektabwehr gelten überall im Organismus, und die Grundregeln der Allgemeinen Chirurgie gelten für alle operierenden Fächer, wie sie auch heißen.

Item, ohne die großen allgemeinchirurgischen Kliniken geht es nicht! Aber gerade diesen will man ein Stück nach dem andern entreißen, zuerst die Unfallchirurgie, sodann die Urologie, ferner die Thorax-, die Neuro- und diese und jene und endlich die plastische Chirurgie, so daß schließlich, käme es so weit, denen, die den Nachwuchs in Allgemeiner Chirurgie unterrichten und ausbilden sollen, nur noch der Blinddarm und der Leistenbruch verbliebe.

Wo aber liegt die Lösung, wenigstens für uns im verarmten Deutschland? Die neuen übergroßen Operationen an den Lungen, am Herzen, den großen Gefäßen usw. haben implicite eine nütz-

liche Wandlung gebracht: solche Operationen sind wohl auch
heute noch letztlich eines Mannes Verantwortung, aber sie setzen
— vor, bei und nach der Operation — besonders geschulte Mitarbeiter, kurz *Spezialisten,* voraus. Aber das ist das Gute, *diese*
Spezialisten sind an das Dach gebunden, unter dem die Operation sich abspielt. Und mit diesem „Unter einem Dach"-Prinzip
bekommt die zentrifugale Entwicklung des Spezialistentums bis
zu einem erheblichen Grade wieder eine zentripedale Richtung.

Musterbeispiel scheint mir der jüngste chirurgische Spezialist,
der *Anaesthesist* zu sein. Die Einrichtung einer eigenen Anästhesie-
abteilung an meiner Klinik und Neueinrichtung einer eigenen
Sektion „Moderne Anästhesie" auf diesem Kongreß zeigen wohl
zur Genüge, daß ich für meine Person dem Problem „Anaesthesist" aufgeschlossen und positiv gegenüberstehe.

Der Operateur kann den Kranken nie selber narkotisieren
und der Anaesthesist kann ihn nicht operieren. Aber Operateur
und Anaesthesist arbeiten im gleichen Haus, im gleichen Raum,
zur gleichen Zeit, am gleichen Kranken. Ernste Zusammenarbeit
ist also die einzig mögliche Folgerung. Was ist natürlicher, als daß
diese Zusammenarbeit im Operationssaal sich auch durch Zusammenarbeit auf dem Kongreß widerspiegelt. Allgemeinchirurgische
Tagungen allein gewährleisten die lebendige Begegnung aller
Spezialisten und sorgen dafür, daß divergierende Kräfte nicht
diametral entgegengesetzte, sondern Kräfte werden, die sich als
Resultante eines Kräfteparallelogramms auswirken.

Schwieriger steht es mit dem *Unfallspezialisten:* Um nicht miß-
verstanden zu werden: selbstverständlich soll man an trauma-
tischen Zentren, z. B. im Bergbau und auch in Millionenstädten,
besondere Unfallkrankenhäuser haben, aber man baut bereits
große Unfallkrankenhäuser an kleinen abgelegenen Plätzen
(Transport Schwerverletzter?), man erwägt eigene Unfallkrankenhäuser bis herunter zu Kreisstädten, ja sogar selbständige
Lehrstühle.

Ich weiß mich mit allen deutschen Chirurgen einig, daß für
Deutschland die Einbringung „aller Unfallverletzten ohne Aus-

nahme in reine Unfallkrankenhäuser" — so lautet wörtlich die Alternative — abzulehnen ist. Unfallkrankenhäuser sind zumeist Hochburgen der Knochenbruchbehandlung. Die Verdienste hierfür seien uneingeschränkt anerkannt. Aber wir leben nicht mehr in der Zeit überwiegend landwirtschaftlicher Unfälle. Der Bauer verrenkt sich die Schulter, bricht das Bein, aber schon selten nur den Schädel. Heute leben Millionen im Bereich zwar gebändigter, aber nur zu oft entfesselter Energien. Bei Verkehrsunfällen, Bergwerksunglücken, Abstürzen, Eisenbahnkatastrophen, Explosionen, Verbrennungen, immer ist es hier der *ganze* Mensch, der verletzt ist. Die Commotio totalis, der Schock, beherrscht Symptome *und* Behandlung.

Wo aber sitzt seine Hauptquelle? Nur selten in einem Knochenbruch allein. Ein Kranker hat meist nur eine Krankheit, ein Verletzter aber sehr oft mehrere oder viele Verletzungen. Soll nun der Knochenbruchspezialist, wenn er alle Unfallverletzten für sich fordert, auch die so überaus gefährlichen Verletzungen der großen Körperhöhlen behandeln? Hier auf einmal will er Allgemeinchirurg sein. Nein, da ist schon besser, der Verletzte kommt ins Kreiskrankenhaus gleich zum Allgemeinchirurgen, der auch Knochenbrüche behandelt, oder in eine allgemeinchirurgische Klinik, in der die frontobasale Hirnverletzung vom Neurochirurgen, der Mann mit stumpfem Thoraxtrauma vom Thorax- und der Verletzte mit Hufschlag auf den Leib vom Bauchchirurgen und der Knochenbruch in der Unfallabteilung versorgt wird. Für kein chirurgisches Sonderfach ist die Unfallchirurgie abspaltbar. Sie ist — auch historisch gesehen — die Mutter aller Chirurgie. Die innere Medizin kennt nur Krankheiten. Für die Chirurgie ist die Verletzungschirurgie das A, und das O erst die Krankheit.

Warum ist die Mayo-Clinic heute die bekannteste Klinik der Welt? Sicher durch ihre Spezialisten, aber zugleich durch die *Zusammenfassung aller operativen Fächer in einem Hause*. Es ist einleuchtend, wir können im verarmten Deutschland solch chirurgische Totalfakultäten — das ist die Mayo-Clinic — unmöglich kopieren. Was wir aber können, das ist, jede noch bestehende *allgemeinchirurgische Klinik zu einem föderalistischen System aller chirurgischen Spezialfächer auszubauen,* den kleineren Abteilungen größere Selbständigkeit einräumen, sie aber alle zusammenhalten durch das eiserne Band der Allgemeinen Chirurgie. Sie allein ist die *magna charta operationum.* Sie allein bewahrt vor Einseitigkeit und macht alle zum Nutznießer ihrer immer neuen Fortschritte. Das „Unter einem Dach"-Prinzip bringt Vorteile für alle Beteiligten; jeder lernt von jedem!

Gegenüber radikalen Bestrebungen ist die Allgemeine Chirurgie das konservative Element. So muß man den Kultusministern mit *Moltke* nur zurufen: „Macht den rechten Flügel stark!" In allgemeinchirurgischen Kliniken gibt es vielleicht nicht so viel Einzelspitzenleistungen. Um so wichtiger ist ein *hoher Leistungsdurchschnitt,* besonders wichtig für die Chirurgen, die in Kreis- und Provinzstädten ihren Mann stehen müssen. Um ein Bild vom Sport zu gebrauchen: es kommt nicht so sehr auf die Leistungen der Hammer- und Speerwerfer an, als auf den Zehnkämpfer mit einem hohen Durchschnitt auf allen maßgebenden Gebieten. Auch beurteile man ja den Stand eines Faches nicht bloß nach diesem oder jenem Spitzenkönner, sondern zugleich auch nach *seinem Reichtum an vortrefflichen Arztpersönlichkeiten,* und die findet man glücklicherweise, wie das Beispiel *Madlener zeigte,* in Distrikts- und Kreiskrankenhäusern ebensogut wie in großen Klinikpalästen.

Einem freilich müssen sich beide beugen, der Spezialist und der Allgemeinchirurg: Nur zu leicht wird *er* vergessen, er, die Hauptperson all unserer Kongresse, er, der selber nie anwesend ist und um den sich doch alles dreht, er — das Maß aller unserer Dinge, er, *der kranke* und wieder gesunden wollende *Mensch.* Im Bestreben, ihm zu dienen, *muß* es Spannungen geben, denn nur der Wettstreit steigert die Leistung. Und wie schon *Heraklit* sagt: „Aus dem Krieg des Entgegengesetzten entsteht alles Werden."

Und wie in der Chirurgie Spezialist und Allgemeinchirurg polar verschiedene, aber gerade dadurch sich wechselseitig bedingende Kräfte sind, so muß schließlich jeder Chirurg, wer er sei, mit Faust sagen können: „Zwei Seelen wohnen, ach, in meiner Brust!" Auf der einen Seite der *rationale Geist* nüchtern-naturwissenschaftlicher Beobachtung, Untersuchung und Behandlung der *Krankheit,* auf der anderen Seite der ewig-ärztliche Drang, dem *Kranken* in seiner ganzen somatischen somatopsychischen Not zu helfen. Dazu bedarf es der Güte, Liebe und Menschlichkeit.

Übersehen wir nicht: *nur das hippokratische Bild des helfenden Arztes entspricht dem Bedürfnis des menschlichen Herzens!*

Aber, wer noch ein Ideal sein eigen nennt, muß auch dafür — *kämpfen!*

Zweiter Teil

1.

Ansprache als Rektor der Universität Heidelberg aus Anlaß ihrer Wiedereröffnung mit Aufnahme des Medizinischen Unterrichtes (15. 8. 1945):

Was bedeutet uns die Universität?

*Ansprache an die Teilnehmer des Fortbildungskurses für kriegs-
approbierte Jungärzte (15. 8. 1945).*

Ruperto-Carola spricht zum ersten Male wieder zu deutscher
Jugend! Wem ginge nicht das Herz auf, wenn er hört: das alte
Heidelberg, ehedem eine Hochburg deutscher Demokratie, fängt
neu wieder an, Kraft zu spenden nach allen Seiten. Erst seit wir
um sie bangten, wissen wir wieder, *was die Universität uns bedeutet:* sie repräsentiert die Summe menschlichen Wissens von
den Dingen des Universums. Wohlverwahrt liegt dieses Wissen
gesammelt in den Büchern der Menschheit — sie sind uns absolut
unentbehrlich! — aber die Kraft der Bücherweisheit ist nur latent.
Auch im Kasten eines Setzers liegt in seinen Lettern höchste
Weisheit potentiell verborgen. Aber die toten Buchstaben zu
Worten, die Worte zu Sätzen, die Sätze zu lebendiger Wirkung
zusammen zu zwingen, das vermag nur der aktive Geist, dem die
Lettern Werkzeug sind, vertausendfacht gehört zu werden.

Aber Wissen und Geist allein tun's nicht, sind nicht beide durchglüht vom innersten Drang nach Erkenntnis. Darum wirken als
Lehrer nur Forscher, Menschen also, deren innerstes Streben darauf ausgeht, eingeweiht zu sein in die Geheimnisse der Dinge,
alles zu bezweifeln, was man früher darüber lehrte, alles immer
wieder neu zu prüfen, Neues zu entdecken und die Glückseligkeit
der Entdeckung glückhaft zu genießen. So bedeutet eine Universität
immer so viel, als die Forscher bedeuten, die sie repräsentieren.

Der Drang nach Wahrheit ist der Kern des Ganzen. Rationell ist das nicht zu fassen. Ich gebrauche daher ein Bild: Die Alma mater, die sorgende Mutter, ruft von überallher Männer herbei, ihr Feuer zu bringen für den gemeinsamen Herd. Sie bringen das Feuer und schüren die Flammen. Aber Menschen sind sterblich und alles Wissen erstürbe, wären die Feuerbringer nicht zugleich Fackelträger im Staffellauf des Lebens. Jede Fackel entflammt neue und wieder neue, eine Flamme verliert ja nicht an Kraft, wenn eine andere sich daran entzündet. Feuerbringer kommen und gehen, Feuerholer kommen und gehen in ständigem Wechsel. Beständig, ewig allein ist das heilige Feuer des Dranges nach Wahrheit.

Solch heiligen Feuers bedarf es auch, wenn wir ganz nüchtern unsere *Aufgaben* betrachten. Ich kann die Fülle der Probleme nicht einmal andeuten, gibt es ja kein Problem, das sich nicht neu uns stellte. Ich will in dieser ersten Stunde der Arbeit nur eines Umstandes gedenken, daß nicht Deutsche, sondern die *Sieger im Kriege* die Staatsmacht besitzen.

Der Krieg ist aus, der Kampf vorbei. Es gilt auf beiden Seiten die Visiere zu öffnen und offenen Blickes miteinander zu sprechen. Unser Ziel ist klar: den militärischen Gegner von gestern in allen Ehren zu gewinnen zum Freunde von morgen. Aber zwischen Gestern und Morgen steht das Heute.

Wir sind uns über unsere Lage völlig klar: Deutschland ist auf Gnade und Ungnade den Siegern in die Hand gegeben. Realpolitisch besitzen wir nur eines: das feierliche Versprechen des Präsidenten *Roosevelt*, daß sich die Siegermächte nach der Kapitulation Deutschlands ausschließlich von den Gesetzen der Menschlichkeit leiten lassen wollen.

Wir sind uns bewußt, was wir den Siegern seit dem Einmarsch verdanken: Befreiung von einem Terrorsystem, von dem wir selbst uns nicht zu befreien vermochten, Bewahrung vor dem Chaos eines mörderischen Bürgerkrieges, erste Hilfe beim Wiederaufbau unserer Lebensgrundlagen in Ernährung, Verkehr und Organisation der Arbeit.

Und noch eines scheuen wir uns nicht, offen zu bekennen: Wir schämen uns aufs tiefste für unser Volk, daß von deutschen Menschen und angeblich im Namen des deutschen Volkes so furchtbare Greuel vollbracht worden sind.

Immer wieder ringen wir um die Klärung der Frage: Sind die Nazi-Schandtaten jedes Deutschen Mitschuld? Was konnte der einzelne mithelfen, sie zu verhindern und wer konnte Hitler überwinden?

Gerade die Geistlichen, die trotzigen Streiter im Kampf gegen Hitler, glauben, daß die Welt des Nazismus vielleicht doch nur der ganz begreift, der im Innern des Reiches sie selbst miterlebte.

Für uns selbst war alles eine mit schillerndsten Lockungen und lockendsten Lügen arbeitende wahrhaft mephistophelische Dämonie. Und solche Dämonie hat noch nie das Volk, das sie selber gebar, allein überwunden. Doch vielleicht sind wir selbst noch zu sehr im Urteil befangen, aber Goethe ist unser Zeuge.

In „Dichtung und Wahrheit" sagte er: „Am furchtbarsten erscheint dieses Dämonische, wenn es in irgendeinem Menschen überwiegend hervortritt ... Es sind nicht immer die vorzüglichsten Menschen, weder an Geist noch an Talenten, selten durch Herzensgüte sich empfehlend; aber eine ungeheure Kraft geht von ihnen aus, und sie üben eine unglaubliche Gewalt über alle Geschöpfe, ja sogar über die Elemente und wer kann sagen, wieweit sich eine solche Wirkung erstrecken wird? Alle vereinigten sittlichen Kräfte vermögen nichts gegen sie; vergebens, daß der hellere Teil der Menschen sie als Betrogene oder als Betrüger verdächtig machen will. Die Masse wird von ihnen angezogen. Selten oder nie finden sich gleichzeitig mehrere ihresgleichen, und sie sind durch nichts zu überwinden als durch das Universum selbst, mit dem sie den Kampf begonnen ..." Soweit Goethe. Wir bitten um nichts, als um Prüfung seines Wortes. Noch ahnen wir nicht, wie die Geschichte dereinst urteilen wird. Subjektiv ist es der Drang nach Wahrheit, der uns hierin durchglüht.

Der Kampf der Waffen ist vorbei, der Kampf der Geister fängt nun an. Rein und hell muß das Feuer an unserem Herde erglühen, wenn wir mit dem militärischen Gegner von gestern ringen wollen, bis wir seine Achtung und die Achtung der Welt wieder erkämpft haben zum Wohle der Menschheit.

Wir sind dabei, unser Feuer zu entfachen, neue Feuerbringer zu rufen und neue Feuerholer mit Fackeln zu rüsten. Damit komme ich zu Dir, *deutsche Kriegsjugend*. Wir kennen Eure Not. Es ist die Not, in der wir 1918 waren, aber Eure Not ist größer, sie grenzt an Verzweiflung. „Aber", so rufe ich Euch zu: „verzweifelt nicht"! Das Ende des Krieges nun auch im Pazifik hat eine völlig neue Weltlage geschaffen. Die Logik des Geschehens induziert Welteinheit, Welteinigkeit und Weltfrieden. In dieser neu kommenden Welt hat ein ehrliches Deutschland eine ehrliche Chance.

Von innen her gesehen: Es gibt nur zwei Urquellen von Wohlstand und Gedeihen, die Natur und die Arbeit. Der deutsche Grund und Boden ist unzerstört, der Bauernstand ungebrochen, die Arbeiterschaft gesund und leistungshart. Und Ihr selbst besitzt das Wichtigste: ungebrochene Jugendkraft und die Gewähr von 40 oder 50 Jahren Lebensarbeit. Wir Älteren setzen alles auf die neue Jugend, die wir erziehen wollen nach den Erfahrungen aus drei Staatsformen, erziehen in einer neuen demokratischen Geisteshaltung und erziehen im Bunde mit der Not, die noch immer die beste Lehrmeisterin gewesen.

Wir vertrauen dabei auch auf neu aufsteigende Talente. Zu dieser Hoffnung ermutigt uns kein Geringerer als der berühmte schwäbische Volkswirt *Friedrich List*, später Präsident *Jacksons* amerikanischer Konsul in Hamburg. In der Morgendämmerung deutscher Demokratie schrieb er 1834: „Die Natur hat Talente und Anlagen mit gleicher Hand unter die Menschen ausgestreut, und wenn wir z. B. finden, sie habe unter 1000 nicht körperlich arbeitenden Menschen zehn auf vorzügliche Weise begabt, so dürfen wir annehmen, daß unter 9000 arbeitenden sich 90 Gleichbegabte befinden ... Bedenkt man, daß die zur schweren Arbeit bestimmte Klasse der Gesellschaft in allen Ländern bei weitem die zahlreichere ist, so wird man sich hieraus erklären, warum despotisch regierte Länder einen so großen Mangel an Talenten und freie einen so großen Überfluß davon besitzen."

Aber auch wenn es heißt: „freie Bahn den Anlagen und Talenten", so bringt letzten Endes auch ihnen den Durchbruch zum Erfolg nur Eines: Arbeit, nochmals Arbeit und wieder Arbeit. Arbeit, dem Unbegabten eine Last, ist dem Begabten eine Lust. Arbeit allein ist das Mittel, Kraft und mit dieser Kraft neue Werte zu schaffen. In der Produktion von Werten aber liegt ein guter Teil Menschenglück beschlossen. In der Leistung also und nur in der Leistung liegt der Schlüssel unserer Zukunft.

Das Feuer ist gerettet! Entzündet Eure Fackeln!

2.

Ansprache als Rektor aus Anlaß der ersten feierlichen Immatrikulation
(20. 11. 1945):

Wissenschaft und Humanität.

Der Krieg ist aus. Aber noch ist nicht Frieden. Die Staatsmacht liegt beim Sieger. Deutschland ist geschlagen. Seine Städte sind verwüstet. Hunger und Kälte drohen. Das Gespenst lähmender Verzweiflung schleicht umher. Das ist das allgemeine Bild von heute. Es ist düster genug.

Und Eure Lage im besonderen, sie steht uns immer mahnend vor der Seele. Wir kennen Eure Not. Es ist die unsrige von 1918. Aber Eure Not ist größer und sehr viel schwerer. Viele von Euch sind ohne Heimat. Anderer Heimat ist zerstört. Die meisten haben ganze Jahre des Lernens und der Jugend verloren. Dazu die Schrecken des Krieges und jetzt die Not der Zeit. Wem wollte man verübeln, wenn er am Glück verzweifelt und mit Schopenhauer das Leben zu verneinen für höchste Weisheit hielte?

Aber wieder rufe ich der Jugend zu: Verzweifelt nicht! Ihr seid ja noch jung und heute schlägt Euch eine Stunde glückhafter Lebensbejahung: Es tun sich Tore neu auf zum Eintritt in Euer Leben der Zukunft, weg von der Landstraße, hinein in die Hörsäle. Rektor und Senat sind gekommen, um Euch zu begrüßen und aufzunehmen in die *Civitas academica Ruperto Carolae*, feierlich aufzunehmen, denn es ist ein Akt der In-Pflichtnahme, ein Rechtsvertrag, eine wechselseitige *Verpflichtung*.

Jede Verpflichtung enthält Freiheiten und Notwendigkeiten. Die Universität bekennt sich zur Freiheit der Forschung, Freiheit des Lehrens und zur Freiheit des Lernens.

Vergeßt aber bitte bei der *Freiheit des Lernens* nicht, daß wir in einer Notzeit leben. Not erzeugt Notrecht und Notpflichten. Die Rücksicht auf die draußen vor dem Tore, auf die noch Gefangenen, Gefallenen und Ermordeten läßt es nicht zu, daß die Freiheit des Lernens verfälscht wird in eine Freiheit des Nicht-Lernens. Sie läßt es nicht zu, daß Arbeitsplätze der Universität ungenutzt bleiben, wo draußen Tausende auf ausnutzbare Plätze warten. In solcher Notzeit studieren zu dürfen, enthält die Verpflichtung, auch wirklich zu studieren.

Und noch ein Zweites fordert die Notzeit. Als Grundvoraussetzung segensreicher Arbeit braucht es *Frieden,* Frieden im ganzen Umkreis des Lehrens und Lernens. Wir fordern also Burgfrieden im gesamten Universitätsbereich. Solch eine meditatio pacis ist auch sonst nützlich, sie ist ein herrliches Mittel für die Erziehung zur Toleranz, d. h. zur Achtung vor der Überzeugung des andern. Solche Erziehung zu Toleranz tut auch politisch gut, denn ohne Toleranz gibt es auch keine Demokratie und ohne Demokratie keine deutsche Zukunft!

Also haltet Frieden und schützt die Ordnung! Die Leitung der Universität, entschlossen, den Frieden auf akademischem Boden unter allen Umständen zu verteidigen, ist sich mit den zuständigen Behörden völlig einig, daß jede individuelle Störung des Friedens Ausschluß des Störenfriedes zugunsten eines bislang nicht zugelassenen Studenten und daß jede ernsthaftere Störung der Ordnung die Schließung der Universität nach sich ziehen würde. Wir vertrauen jedoch fest auf Eure Einsicht in den Segen des Friedens als Voraussetzung Eurer eigenen Ausbildung und als Bürgschaft für die geistige Sendung der Universität.

So viel von den unvermeidbaren Notwendigkeiten. Und nun ein paar Worte über *Zweck und Sinn* solch feierlicher Verpflichtung. Erst der Akt der Immatrikulation schließt den Kreislauf akademischen Lebens, bringt den immer wieder neuen Zustrom Lernender hin zu den Lehrenden und ermöglicht die geistige Berührung beider als Voraussetzung lebendigen Erlebens.

Der Zweck ist ein individueller und genereller. Von der Allgemeinheit her gesehen handelt es sich darum, das Wissen der Menschheit von einer Generation der nächsten Generation weiterzugeben. Individuell besehen bedeutet die Immatrikulation für jeden einzelnen den Schlüssel zur Wissenschaft, den Zugang zu einem neuen Bildungsideal, den Erwerb des geistigen Rüstzeugs für den Daseinskampf und den Aufgang zu höheren Stufen der Leistung und des Wertes.

Zu den Gütern menschlichen Lebens gehört aber nach Schopenhauer noch Eines: nach dem, was einer ist, seiner Persönlichkeit, und dem, was einer hat, seinem Besitz, drittens das, was einer vorstellt, das also, „was er in der Vorstellung anderer ist", die „Meinung von ihm" und hier zuvorderst seine Ehre.

Der Krieg ist aus und Eure Soldatenzeit vorbei. Ihr braucht neue Ehre und neuen Rang. Wir geben Euch — und erweist Euch dessen würdig! — alle Chancen einer neuen Ehre, der Ehre des akademischen Bürgers der Zukunft. Wissen bringt Macht, Ehre bringt Glück.

Soweit Sinn und Zweck der Immatrikulation. Und nun ein Wort über die *Mittel* der Vertragserfüllung unsererseits. Sie sind ewig die gleichen: lebendiges Beispiel, Lehre und Forschung, letztere beide untrennbar miteinander verknüpft. Wohl vermittelt jede Schule Wissen und Können, auf der Universität aber immer vor dem Hintergrund des unablässigen Kampfes, unser Wissen durch alle Methoden der Forschung ständig zu vermehren. Nur Männer, die irgendwo und irgendwie Neues entdeckt und menschliches Wissen vermehrt haben, nur Forscher also, werden Eure Lehrer sein.

So ist die *Wissenschaft* das Herz der Universität, Wissenschaft als Versuch des Menschen, den Erscheinungen im Universum auf den Grund zu kommen, ihren Ablauf vorauszusagen, sie dadurch beherrschen zu lernen und durch die Beherrschung die äußeren und inneren Lebensbedingungen des Menschen fortschreitend zu verbessern. Wissenschaft ist Kampf ums Dasein in seiner edelsten Form.

Groß ist die Zahl der Wissenschaften, und es gibt keine Grund-
wissenschaft, die nicht bei uns vertreten wäre. Aber auch in der
Summe der Wissenschaften gibt es Ordnung und Rang. Zusam-
mengehalten und gekrönt werden die Wissenschaften aber erst durch
die Scientia regia, die „Aufbewahrerin der Wissenschaft", wie Kant
sie nannte, durch die Philosophie. Sie ist es, die in der Hierarchie
der Wissenschaften alle beherrscht und alle umfaßt, von den unter-
sten Voraussetzungen bis zu den obersten Zielen, von den allgemeinsten Ergebnissen bis zum Endziel der Weisheit, der Wahrheit.

Wissenschaft ist der Fels, auf dem wir bauen. Ist Wissenschaft
das Mittel zum Zweck, so fragt sich noch: Was ist unser Motiv,
der Beweggrund, die Triebfeder unseres Handelns?

Oder anders ausgedrückt: Entscheidend für unseren Vertrag
ist erst der *Geist*, der ihn trägt. Wir stehen mitten im Durchbruch
zu einer neuen Zeit. Der neue Kurs verlangt zuvorderst klaren
Kampf und vollen Einsatz zur geistigen Überwindung dessen,
was 12 Jahre lang die deutsche Seele versklavt und den deutschen
Namen vor der Geschichte geschändet hat. Bleiben wir uns klar,
der Nationalsozialismus ist zwar militärisch besiegt, politisch
erledigt, aber geistig ist er noch nicht überwunden.

Wo liegt nun seine tiefste Schuld? Im Hitlertum hat der nationalsozialistische Mensch sich selbst erhöht und die Menschen anderer Weltanschauung, anderer Rassen und anderer Völker er-
niedrigt, er hat ewige Menschenrechte mit Füßen getreten, die
Menschenwürde anderer verleugnet, die Menschen als Ebenbild
Gottes verhöhnt und Menschenleben in beispielloser Zahl und mit
beispiellosen Methoden vernichtet.

Aber suchen wir in varietate unitatem, suchen wir den Urgrund
all jener Barbarei, so finden wir bei Kant in der „Kritik der
praktischen Vernunft" (S. 112) das entscheidende Urteil. Kant
sagt: „Der Mensch ist zwar unheilig genug, aber die Menschheit
in seiner Person muß ihm heilig sein." Das war das größte
Verbrechen des Nationalsozialismus, daß ihm *im Menschen die
Menschheit nicht mehr heilig war!* Die Weltgeschichte war auch
hier das Weltgericht.

Aber die Weltenuhr geht weiter ihren schweren Gang. Vom Extrem der Unmenschlichkeit schwingt ihr Pendel langsam wieder hinüber zu menschlicher Liebe. So werden wir zu Kindern einer neuen Zeit!

Aber nicht passiv schenkt sich das Leben. Alles will erstritten sein. Außerordentlich ist die Mannigfaltigkeit der Wege, einheitlich aber das Ziel: von der tierisch-satanischen Verrohung hin zur *Humanität*, hin zum Inbegriff alles dessen, was den Menschen erst zum Menschen macht und was ihm Wert und Würde verleiht.

Gehen wir ruhig bei den Humanisten der Renaissance wieder in die Schule, um die *Renaissance der Humanität* zu verwirklichen! Bekennen wir uns mutig zum Ideal der Humanität! Sie ist ja schließlich die Mutter aller Tugenden. Ist Wissenschaft der Fels, auf den wir bauen, so ist Humanität der Stern, nach dem wir greifen.

Was aber ist der Kern der Humanität? Was macht den Menschen letztlich zum Menschen? Das Wort als Bote der Gedanken? Das Denken? Der Geist? Das Bewußtsein? Die Seele? Letztlich ist es die Sehnsucht aufwärts, die den Menschen vollendet.

Damit ein paar Worte an Euch meine jungen *Theologen*.

Als erstes lernt Toleranz! Sie ist eine echte Tochter der Humanität und schützt vor Fanatismus. Lassen Sie sich das durch eine geschichtliche Anekdote aus Hazards „Crise de la Consience europeenne" illustrieren. Ludwig XIV. wandte sich 1685 nach Siam. Zu gerne wollte er dessen König bekehren lassen. Der Siamese, offenbar ein Philosoph auf dem Königsthron, antwortete: „Wenn die Vorsehung gewollt hätte, daß eine einzige Religion die Welt beherrschte, so wäre ihr nichts leichter gewesen, als diese Absicht zu verwirklichen. Da Gott jedoch eine Fülle von untereinander abweichenden Religionen geduldet hat, so muß man daraus folgern, daß er vorzieht, von einer ungeheuren Menge von Kreaturen verherrlicht zu werden, von denen jede ihn auf ihre eigene Weise preist."

So mahnt der fromme Heide den frommen Christen, tolerant zu sein und dem Frommen seinen Glauben zu belassen. Der Unfrommen und Gottesleugner gibt es ja genug, die es zu überzeugen, zu wandeln und zu gewinnen gilt.

Die religiöse Forderung selbst ist ewig und unantastbar, denn über Gott läßt sich nicht streiten für den, dem er erschienen. Er läßt nicht mehr von Gott und Gott nicht mehr von ihm. „Der Glaube an Gott aber ist höher als aller Menschen Vernunft." Für alle Völker abendländischer Kultur ist das Christentum die eindrucksvollste Manifestation menschlichen Glaubens an Gott.

Wie es einer aber auch für seine Person mit der Religion halte, erst in der Hingabe an das Unendliche und Ewige wird im Menschen die Menschheit heilig.

Humanität ist die Brücke zugleich zu den Antipoden, zu Euch, den Adepten der *Medizin*. Wundert Euch nicht, daß die anderen leicht einmal auf Euch herabsehen. Hat die Theologie das menschliche Bewußtsein um Gott als tragenden Grund, so hat die Medizin zwei Übel, Krankheit und Tod, zur Voraussetzung ihrer Existenz.

Aber wir leben nun einmal auf dieser Erde, auf der Prometheus gefolgt war von Pandora, der alles Bringenden, aus deren Büchse alle Übel für die Menschen entströmten. Seitdem braucht es Ärzte und seitdem lenken ewige, ungeschriebene Gesetze auch ärztliches Handeln in Bahnen menschlicher Ordnung.

Es blieb auch hier dem Nationalsozialismus vorbehalten, ewiges Arzttum für immer zu schänden: Die planmäßige Tötung unschuldiger Menschen durch ärztliche Hände ist eines der gemeinsten Verbrechen dieses verruchten Systems.

Also auch hier zurück zur Humanität, dieser reinen Quelle menschlicher Hilfe. Das letzte Jahrhundert hat hier mehr geleistet als alle Jahrtausende zusammen zuvor. Die großen Seuchen sind ausgeschaltet, viele Krankheiten heilbar geworden, die Lebenserwartung des Menschen liegt heute jenseits 60 Lebensjahren. Im Kampf gegen die bakterielle Infektion durch völlig neuartige chemische Stoffe — eine deutsche Erfindung — und jetzt durch antibiotische Stoffe, wie Penicillin — eine anglo-amerikanische Erfindung — werden Sie Zeuge einer neuen Ära der Medizin. Und immer wieder werden Sie erkennen: bis hinauf zum operativen Eingriff, diesem ärztlichen Handeln in seiner höchsten Konzentration, ist die Medizin Ausnutzung naturwissenschaftlicher Erkenntnis und Methodik.

Aber Naturwissenschaft allein tuts nicht. Große Ärzte waren immer nur die, deren naturwissenschaftliches Wissen und Können feststand auf dem Fundament religiöser oder philosophischer Bindung und tiefer Ethik. Erst im Universalen liegt das Geheimnis des Arzttums, zutiefst in seiner Aufopferungsfreudigkeit für den Nächsten, in der Verehrung der Wunder der Natur, verwirklicht im genesenden, menschlichen Organismus. Auch im kranken Menschen muß ihm die Menschheit heilig sein, dann gilt das Wort des alten Homer:

$$\mathrm{i}\alpha\tau\rho\grave{o}\varsigma \; \gamma\grave{\alpha}\rho \; \mathrm{\grave{\alpha}}\nu\grave{\eta}\rho \; \pi o\lambda\lambda\tilde{\omega}\nu \; \mathrm{\grave{\alpha}}\nu\tau\acute{\alpha}\xi\iota o\varsigma \; \mathrm{\check{\alpha}}\lambda\lambda\omega\nu.$$

Dann ist der Arzt würdig vor vielen anderen, dann hat der Arzt noch etwas vom Priester, der er zuerst ja gewesen.

Zum *Schluß:* Gedenken Sie bitte immer auch der Studierenden der drei Fakultäten, die noch nicht eröffnet sind, und vergessen Sie auch nicht, daß Sie in *Heidelberg* studieren, in Heidelberg, der einzig unzerstörten Stadt im Westen. Immer ist es uns wie ein Wunder. Keine deutsche Stadt ist soviel von Malern und Dichtern besungen wie sie, „der Vaterlandsstädte ländlich schönste"! 560 ruhmreiche Jahre menschlichen Willens zum Fortschritt und heiligen Ringens um Wahrheit sind uns Zeugen und Bürgen.

Droben die „gigantische, schicksalskundige Burg, nieder bis auf den Grund von den Wettern zerrissen...",

drunten „der Jüngling, der Strom", ringsum eine deutsche Landschaft ohne Vergleich:

> „... freundliche Wälder
> rauschten über die Burg herab.
> Sträuche blühten herab, bis wo im heitern Tal,
> an den Hügel gelehnt oder dem Ufer hold,
> Deine fröhlichen Gassen
> unter duftenden Gärten ruhn.“

Einmal kommt er wieder, dieser Heidelberger Frühling voller Zauber und Wunder. Bis dahin haltet durch in Ehrfurcht vor Gott, in Liebe zu Heidelberg und in Stolz, berufen zu sein, mitzubauen an Deutschlands Zukunft.

In diesem Geiste möchte ich Sie nunmehr feierlich verpflichten. Ich bitte Sie, sich von Ihren Plätzen zu erheben und als Repräsentanten Ihrer Aller drei Studenten zu mir herauf zu schicken.

Legen Sie bitte Ihre Rechte auf das Gründungs-Szepter unserer Universität vom Jahre 1387 und sprechen Sie mir unsere neue Verpflichtungsformel langsam nach:

> „Ich verpflichte mich,
> die Verfassung getreulich zu achten,
> Frieden zu wahren und die Ordnung zu schützen,
> allezeit mein Wissen nach besten Kräften zu mehren,
> dem Geiste der Wissenschaft zu huldigen,
> im Dienste der Wahrheit, zum Wohle der Menschheit,
> und damit auch meinem Vaterland
> am besten zu dienen.“

So verpflichte ich Sie denn Alle feierlich durch den Handschlag Ihrer Kollegen.

Im Namen des Senats unserer altehrwürdigen Ruperto-Carola begrüße ich Sie herzlich:

„Commilitones estis!“

Jedem von Ihnen Glück und reichen Segen zur neuen Würde als

Civis academicus Heidelbergensis!

106

3.

Philosophie des tätigen Lebens.

Wenn heute ein *Chirurg* zur Jugend spricht, so liegt vielleicht darin ein tieferer Sinn. Man erwartet vom Chirurgen Aktivismus, d. h. daß er alles bedenkt, alles überlegt, den richtigen Zeitpunkt wählt, dann aber handelt, d. h. den Dingen eine andere Wendung gibt. Man erwartet von ihm ferner Optimismus: er soll auch in verzweifelten Lagen nicht verzweifeln. Man erwartet von ihm endlich Wagemut, d. h. daß er viel riskiert, ja, alles wagt in den Fällen, in denen „höchstes Wagen die höchste Weisheit" ist.

So lassen Sie denn als Rektor den Chirurgen von seiner Art, die Dinge zu sehen, lassen Sie mich von der *Philosophie des tätigen Lebens* sprechen!

Suchen wir zunächst die *Ausgangsbasis!* Überall sehen wir Tod, Zerstörung, Lähmung, Stockung. Es geht eine tiefe Sehnsucht durch die Jugend nach allem, was Änderung der Not verspricht. Jugend allein vermag jedoch die Krise nicht zu lösen. Jugend, wie jede neue Generation überhaupt, ist vergleichbar einem Kinde auf den Schultern eines Riesen. Das Kind sieht alles, was der Riese sieht, ja, es sieht noch etwas weiter. Um aber weiter zu sehen, bedarf es des Riesen. Wahrlich, alle Jahrhunderte zuvor heißt's in die Schranken fordern, wenn deutsche Jugend ein neues Deutschland schaffen soll.

Wer ganz vorn anfängt, tut gut daran, *Bilanz* zu ziehen. Die Souveränität des Staates ist dahin, das Volk zermürbt, die Städte sind zerstört, ganze Industrien vernichtet, die Verkehrsmittel zerrüttet. Millionen ohne Heimat. Unsere Lage ist klar: Deutschland stürbe, hätten wir nicht ein Versprechen, die fünf feierlichen

Worte des Präsidenten Roosevelt: „Deutschland soll nicht vernichtet werden!"

Die Chance, zu leben, ist für uns die Verpflichtung, zu handeln. Wir sind die Zwangsjacke des „Dritten Reiches" los, wir sind befreit, aber noch nicht frei. Hier helfen nur zwei Mittel: *Zeit und Arbeit.* Zeit? Die Weltenuhr geht weiter ihren Gang. Unser Zutun tut nicht not.

Not tut — es ist die erste *Forderung tätigen Lebens* — not tut *Arbeit,* nochmals Arbeit und wieder Arbeit! Arbeit ist das einzige Mittel, Not zu wenden, neue Werte zu schaffen und die produktiven Kräfte zu vermehren. Jede Arbeit ist gut, jede hat ihren Wert und jede hat ihren Segen.

Verbannt jedoch ganz aus Eurem Gehirn die Antithese von der „Arbeit der Stirn" und der „Arbeit der Faust". Wem, wie dem Chirurgen, die Hände seiner Arbeit Werkzeug sind, braucht die Stirn, denn vom Werkzeug stammt nicht das Werk, sondern aus der Stirn, die es gebraucht. Ehrt drum jede körperliche Arbeit nach dem konstruktiven Geiste, der sie leistet!

Die Form unserer Arbeit speziell ist *Wissenschaft.* Wissenschaft ist das Zauberwort, welches die Tore der Universität öffnet. Wissenschaft ist das heilige Feuer des Dranges nach Wahrheit. All unser Streben geht darauf aus, eingeweiht zu sein in die Geheimnisse des Menschen, in die Geheimnisse des Universums, alles immer wieder neu zu prüfen, Neues zu entdecken und die Glückseligkeit der Entdeckung glückhaft zu genießen. Der Drang nach Erkenntnis, der Drang nach Wahrheit ist der Kern des Ganzen.

Nun wird einer sagen: ich will aber gar nicht Wissenschaftler werden, ich will hinaus ins praktische Leben. Selbstverständlich kann nicht jeder Forscher werden. *Akademiker* werden und Akademiker bleiben heißt aber nichts anderes, als immer das Bekenntnis zur Wissenschaftlichkeit ablegen durch ein ganzes langes Leben. Nicht das Diplom, der lebendige Geist der Wissenschaft ist es, der den Akademiker fürs Leben prägt.

Zur Warnung zeichne ich das verächtliche Gegenstück des „Musensohns", in der deutschen Studentensprache genannt:

„*Philister*". Schopenhauer hat ihn besonders aufs Korn genommen, diesen ἄμουσος ἀνήρ, diesen Mann ohne Musen, „diesen Spießer" ohne geistige Bedürfnisse, dem „Austern und Champagner der Höhepunkt des Daseins" dünken, den Mann ohne Ideale, den Mann, dem Tätigsein Zwangsarbeit bedeutet.

Arbeit, solch Unberufenen eine Last, ist dem Berufenen eine Lust. Also holt Euch das Feuer! Wissen ist Macht. Entzündet Eure Fackeln und tragt sie durchs Leben! Dann bleibt Ihr Akademiker, wie alle vor Euch seit Platons Schülern im Hain des Heros Akademos. Über 2500 Jahre besteht er schon, der vielumkämpfte Akademiker. Keine Macht vermag ihn ernstlich zu erschüttern, es sei um den Preis ihres eigenen Niedergangs.

Damit bin ich aber schon mitten in einer Kernfrage akademischen Lebens, im Problem *Wissenschaft und Staat*. Der Staatsmacht stärkste Stüzen sind Religion, Recht, Wirtschaft und Wissenschaft. Danach ist klar, die Universität hat eine eminente staatspolitische Bedeutung. Was Wunder, wenn Politiker folgern: also hinein in die Universität und Eroberung derselben!

Mit Mitteln der Politik ist die Universität nicht zu erobern. Die Idee der Wissenschaft und die Idee der Politik schließen sich im tiefsten Grunde aus. Politik braucht Kampf, Wissenschaft braucht Frieden. Wissenschaft ist Streben nach Wahrheit, Politik ist Streben nach Macht. Wird Macht angewandt und Wissenschaft unter Druck gesetzt, so erstickt ihre Flamme, denn freier Atem ist ihr Lebenselement.

Hätte es noch einer Probe bedurft, das „Dritte Reich" hat sie erbracht. Das Experiment hat klar gelehrt: die Politisierung ist gleichbedeutend mit Niedergang. Dem Einzug politisch privilegierter Professoren folgt der politische Protektionismus auf dem Fuße. Der Weg über den politischen Beschützer wird leichter als der Weg über die wissenschaftliche Leistung. So war Leistungsrückgang der unausbleibliche Effekt der Nazizeit.

Für die Universität kann nur *ein* Prinzip höchste Geltung haben, die wissenschaftliche Befähigung und ihr Nachweis durch Leistung. So kann die Staatsführung nichts Besseres tun, als die

Universität selbst vor Parteipolitik bewahren, denn die politische Sendung der Universität ist nur die Wissenschaft.

Freie Wissenschaft ist andererseits eine besonders starke Hilfe für den Staat im Wettlauf der Nationen, ein wahrhaft offenes Tor der Welt. So ist Wissenschaft ein Instrument der Politik, aber Politik kein Instrument der Wissenschaft. Die Wissenschaft trägt ihr Gesetz in sich. Bis aufs Dritte Reich hat weise Staatsführung die universitas auch immer autonom belassen und, da sie selber schutzlos ist, sie auch stets beschützt. Dann wird die Universität, heraus aus der Freiheit der Forschung und Freiheit der Lehre, ganz von sich aus mit vollen Händen dem Staate geben, was dem Staate heute am meisten frommt: Wissenschaft in jeglicher Form und aktive Hilfe bei der Umerziehung der deutschen Jugend.

Aus der ganzen Inbrunst des Herzens treten wir mit in den Kampf um die deutsche Seele, in den Kampf um *eine völlig neue Grundeinstellung zu Volk, Staat und Vaterland*. Voll Schrecken war die Welt Zeuge, daß von Deutschen und angeblich im Namen des deutschen Volkes furchtbare Greuel vollbracht worden sind. Die Weltgeschichte war auch hier das Weltgericht. Aber die Weltenuhr geht weiter. Vom Extrem der Unmenschlichkeit schwingt ihr Pendel langsam wieder hinüber zu menschlicher Liebe, von der satanischen Verrohung wieder hin zur Ehrfurcht vor dem Menschen, hin zur *Humanität*, zum Inbegriff dessen, was den Menschen Wert und Würde verleiht. Ist Wissenschaft der Fels, auf den wir bauen, so ist Humanität der Stern, nach dem wir greifen.

Das erste also ist intensive Arbeit, für uns Lehrer wissenschaftliche Arbeit, für Euch Schüler Arbeit im Erwerb von Wissen und Können und für die Universität im Ganzen Ringen um eine neue Geisteshaltung.

Wir verlassen die erste Forderung: Arbeit! Arbeit ist Umsatz von Kräften. Sprechen wir II. vom *Wirken der Kräfte im tätigen Leben!*

Eines der Geheimnisse der Natur ist die verschiedene Wirkung von Kräften je nach Richtung und Ziel. Halten wir uns nicht auf bei gleichen, diametral gegeneinander oder auseinander wirkenden Kräften. Wie in der Physik, so heben sie sich auch im Staate gegenseitig auf. Es sind das die Grenzfälle des Extremen. Im praktischen Leben gibt es zwei sehr viel häufigere, dem Diametralen ganz abholde Phänomene der Kraft: die Polarität und den Antagonismus.

Was ist *Polarität?* Denken Sie bitte an den Elektro-Magnetismus mit seinem Plus- und Minuspol, oder an die Pole der Erde, beide entgegengesetzt und doch zusammengehörig. Polarität ist Äußerung einer Kraft in zwei entgegengesetzten Formen. Beide Formen sind dabei miteinander untrennbar verbunden, gehen ineinander über und dienen der gleichen Einheit, dem Kreislauf der Bewegung.

Sommer und Winter, Tag und Nacht, Wachsein und Schlaf, Ein- und Ausatmen, Spannung und Nachlaß, sie alle folgen einander, gehen ineinander über und dienen einer Einheit, dem Fortgang des Geschehens. *Aus diesem Wechsel des scheinbar Entgegengesetzten entsteht alles Werden.* Das war schon die Erkenntnis Heraklits, des ersten großen Philosophen der Geschichte, und kein Geringerer als Goethe sah darin „die ewige Formel des Lebens".

Lernt aus der Physik der Kräfte aber auch die *Metaphysik,* die Prinzipien des Seins und Geschehens überhaupt. Seht nicht alternativ: hie Weiß, dort Schwarz, hie Recht, dort Unrecht; in der Natur ist alles gerecht, nötig und gut. Auch im Geistigen und Politischen sind scheinbar gegnerische sehr oft nur polare Kräfte, Kräfte im Dienste des Laufs der Welt, wie Licht und Dunkel, Systole und Diastole oder wie Lust und Leid, diese ewigen Lenker und Leiter der Seele des Menschen.

Ebenso abhold dem Diametralen ist ein anderes Prinzip vom Wirken der Kräfte. Wirken Kräfte nicht gerade diametral gegen- oder auseinander, sondern auf den gleichen Punkt, aber in verschiedenen Richtungen, so entsteht aus zwei divergierenden Kräften eine resultierende Kraft, die gleich ist der Diagonale des aus den Einzelkräften gebildeten Parallelogramms.

Metaphysisch heißt das: Kräfte dürfen ruhig auseinanderstreben, wenn sie nur am gleichen Punkt angreifen. Es entsteht dann eine neue Kraft, die zwar nicht gleich ist der Summe der sich addierenden Kräfte, aber doch größer ist als die größte Kraft für sich allein.

Dies *Prinzip des Zusammenwirkens auseinanderstrebender Kräfte* gilt universell in der weiten Welt des Lebens. Beobachten Sie z. B. nur Ihre eigene Hand, dies Instrument so vielseitiger Funktionen und — denken Sie an den Musiker! — dies Instrument der ganzen Ausdruckskraft der Seele. Alles Spiel der Hände, alles zauberhafte Spiel der Finger entstammt schließlich der einen Wurzel, dem abgestimmten Zusammenspiel antagonistischer *Muskeln*, dem Wechselspiel der Beuger und Strecker, der Ein- und Auswärtsdreher und Anspreiz- und Abspreizmuskeln.

Und wie bei den Muskeln, so geschieht bei den *Nerven* im weiten Bereich der autonomen oder „Lebensnerven" nichts, was nicht vom Sympathicus gesteuert und vom Parasympathicus gegengesteuert würde. Und auch bei den *Hormonen*, diesen chemischen Sendboten zwischen allen Teilen des Organismus, ist alles auf den Antagonismus, z. B. Adrenalin und Insulin, von Thyroxin und Hypophysin, alles auf das Wechselspiel im einzelnen und das harmonische Zusammenspiel im ganzen ausgerichtet.

Nicht anders ist es sonst im Leben der Menschen und Völker. Wagen wir ruhig den Sprung in die Theorie vom *Staat!* Die Weimarer Republik hatte mathematisch ein denkbar gerechtes Wahlsystem mit der Bürgschaft, daß jede Stimme zur Geltung kam. Der Erfolg waren die berüchtigten 32 Parteien, das Schaubild deutscher Zerrissenheit. Man hatte wirklich alles bedacht, aber eines vergessen, den Zweck. Das System der angelsächsischen Demokratien dient allein dem Zweck, die Regierung einerseits stark zu machen und sie andererseits zu kontrollieren. Ihr Wahlsystem zerlegt den Willen der Wähler, regiert zu werden, in zwei verschiedene Kräftekomponenten, die beiden großen Hauptparteien. Die stärkere Partei regiert, die schwächere kontrolliert. Jede Krafteinbuße der stärkeren kommt der schwächeren zugute und hält sie so regierungsbereit. Beide Kräfte bleiben in steter Wechselwirkung. Ist große Gefahr in Verzug, dann bildet sich die Koalition. Die Kräfte addieren sich zur vollen Summe der beiden. Ist die Gefahr vorbei, löst sich die Koalition wieder auf. Die Kräfte divergieren erneut zu einer Freiheit ihres Spiels als Bürgschaft des Fortschrittes. So wird das Zweiparteiensystem zum Ausdruck divergierender Kräfte, die stets einer Resultante, dem Wohle des Ganzen, dienen und Demokratie wird zugleich ein Bekenntnis zum natürlichen Wirken der Kräfte überhaupt. Wer dies erfaßt, der lernt zugleich auch Toleranz, das ist Duldung des Gegners. Bedenkt immer: ohne *Toleranz* gibts keine Demokratie und ohne Demokratie keine deutsche Zukunft!

Alle Geschichte ist Geschichte vom Spiel und Gegenspiel der Kräfte. Aus dem diametral Entgegengesetzten entsteht Krieg und Zerstörung, aus dem polar Verschiedenen resultiert der Lauf der Welt und aus dem Spiel der Antagonisten der Kräfteausgleich in gemeinsamer Leistung.

Tätiges Leben bedeutet also Arbeit, d. h. Einsatz von Kraft, weiterhin Bewußtwerden um die Wirkung der Kräfte. Wir müssen noch den *Zeitfaktor* in Rechnung stellen. Zunächst kommt es auf den *Zeitpunkt* oft entscheidend an. Der Zeitpunkt, wann latente Kräfte aktiviert werden, ist oft von ausschlaggebender Bedeutung. Den günstigen Zeitpunkt nennen wir Gelegenheit. Das Wort von verpaßter Gelegenheit einerseits, das Wartenkönnen und das Erfassen des besten Zeitpunktes andererseits zeigen, daß richtiges Abschätzen der Kräfte und richtiger Zeitpunkt ihres Einsatzes wesentliche Voraussetzungen des Erfolges, nicht zuletzt auch in der Staatskunst sind.

Weiterhin ist Leistung und Leistung zweierlei je nach der Zeiteinheit, in der sie vollbracht wird. Bei einer Operation z. B. ist das erste Erfordernis Sicherheit. Bei gleicher Sicherheit ist jedoch Schnelligkeit ein wirklicher Gewinn. Wie hier, so ist eben immer Leistung ein Produkt aus Arbeit und aus Zeit.

Im Geistigen hängt die in der *Zeiteinheit* vollbrachte Leistung wesentlich ab von der Willenskraft, mit der sie getätigt wird. So mündet alle menschliche Arbeit schließlich aus in den Willen zur Arbeit, in seelische Anspannung als der letzten Triebkraft der Leistung.

Des tätigen Lebens Arbeitsimperativ lautet also: arbeite! arbeite im Bewußtsein um das Wirken der Kräfte! arbeite so konzentriert wie möglich! Es fehlt noch die Frage: arbeite, aber wozu? Wir kommen damit im III. Abschnitt *zum Zweck tätigen Lebens.*

Wir nahmen vorhin beim Beispiel angloamerikanischer Demokratie schon vorweg, daß in der Staatskunst alles ausgerichtet sein muß auf den *Zweck* kraftvollen Regierens. Tatsächlich hat auch in der Natur alles, was wir beobachten, jedes Organ, jeder Teil des Körpers und jede Funktion einen bestimmten Zweck. Ja, für den Biologen ist das Leben überhaupt nur zweckbestimmt, nur teleologisch begreifbar. Vorgänge, wie Vererbung, Wundheilung, Regeneration, Regulation usw. sind mechanistisch nicht erklärbar. Auf Schritt und Tritt begegnen wir — denken Sie an die Blutgerinnung — „prospektiven Potenzen", d. h. Fähigkeiten, die erst in einem zukünftigen Zweck — Blutstillung nach Verletzung —, ihren Sinn und ihre Erklärung enthüllen.

Was den Menschen nun auszeichnet, ist die bewußte Zwecksetzung. Die aktive Zielsetzung durchzieht alles, was Menschen je gehandelt haben, sei es in der Geschichte der Völker oder in den Schöpfungen der Kultur oder in den Formen des menschlichen Zusammenlebens.

Was aber ist nun der *letzte Zweck aller Arbeit?* Wie für alle Organismen, so gibt es auch für den Menschen eine erste Schicksalsmacht, seine Prägung durch die Summe der Erbanlagen. Sie diktieren das „Gesetz, wonach er angetreten". Die zweite Schicksalsmacht für die „geprägte Form, die lebend sich entwickelt", ist die Summe aller Außenfaktoren, die *Umwelt.* Vererbung und Umwelt formen polar das Schicksal der Menschen und das Schicksal der Völker.

Hitler, der die Erb- und Rassenlehre zum Angelpunkt seiner Staatstheorie gemacht hat, hat durch das Hinopfern der Blüte der Nation das deutsche Erbgut geschädigt, wie nichts zuvor in unserer Geschichte. Zugleich aber hat sein System, sein Krieg und seine Niederlage unsere gesamte *In- und Umwelt von Grund aus verändert* und bis zur *Gefährdung der nackten Existenz verschlechtert*.

Die Gefahr wäre unmittelbar tödlich, gäbe es nicht eine dreifache Gefahrenabwehr, die Hilfe von außen, den deutschen Boden und die außerordentliche *Anpassungskraft* des Menschen.

Unsere passive Adaptationsfähigkeit ist enorm. Zum Beispiel das Auge hat von der Lichtschwelle bis zur höchsten Lichtfülle eine Akkommodation von 1 : 10000. Aber ich will bei den vielen passiven Anpassungskräften nicht verweilen, denn der Mensch teilt sie alle mit den anderen Lebewesen.

Was dem Menschen seine Sonderstellung gibt, das ist sein Trieb und die Kraft, die eigene *Umwelt* selber *aktiv abzuändern*. Mit Prometheus, zu deutsch: Vorausdenker, fing dies an. Damit, daß der Urmensch mit dem Feuer Kälte abwehrt, Nahrung verbessert, Waffen und Werkzeug schmiedet, vollbringt er, was kein anderes Lebewesen vermag: er ändert seine Umwelt zu seinen Gunsten um.

Und was auch zwischen Feuerraub und Atomenergie dazwischenliegt, alles ist Auswirkung der Wissenschaft, ihrer Entdeckungen und Erfindungen. Sie sind wohl meist gemacht zunächst nur um der Wissenschaft willen, aber zugleich mit dem Nebeneffekt, daß der Mensch die Naturkräfte ausnutzt, die Gefahren vermindert und seine Lebenschance erhöht. Immer weniger bedroht, strebt der Mensch dem Größerwerden, dem Längerleben und dem Spätalterstod zu. Schon heute liegt die Lebenserwartung des Menschen jenseits 60 Jahren. So bewirken Arbeit und Wissenschaft in ihrem letzten Effekt eine aktive Umgestaltung der Umwelt zu Gunsten des Menschen und Wissenschaft wird so zum Daseinskampf in seiner edelsten Form.

Der mächtigste Anreiz aber ist erst die *Gefahr*. Gefahr ist Aktion der Außenwelt, Anpassung die Reaktion des Organismus. Gewaltig sind seine Abwehrkräfte, wenn er bedroht ist. Auch ein Volk entwickelt seine letzte Kraft erst dann, wenn Not, Gefahr und Todesdrohung das Letzte von ihm fordern. Wie oft aber im Leben — denken Sie an eine Operation! — ist erst die Lebensgefahr der Durchgang zum Leben.

Not und Gefahr sind also nicht etwas nur Niederdrückendes, sondern zugleich der stärkste Aktivator unserer Kräfte. Was furchtbar ist, ist fruchtbar stets zugleich. Mag heute das Alter oft genug verzweifeln — alt ist, wer die Anpassungskraft bereits verlor — Jugend darf nicht verzweifeln, denn Not und Todesdrohung verdoppeln ihre Kräfte. Wir können so der großen Not im letzten Grund nicht gram sein.

So konvergieren alle Linien hin zu dem einen Stichwort: *Handeln!* Denn nicht passiv schenkt sich das Leben. Alles will erstritten sein. Arbeit allein tuts nicht. Arbeit ist Tun, Handeln ist Tat. Handeln allein bewirkt, daß etwas nicht mehr so ist, wie es war. Erst Handeln ändert den Ablauf der Dinge. „Die Tat ist überall entscheidend" (Goethe).

Nun hält die Philosophie für alles Begriff, Ordnung und System bereit. *Aktivismus* nennt sie den Standpunkt, wonach unser Wissen durch Tätigkeit zum Leben in Beziehung gesetzt werden muß. Der Aktivist ist lebensnah. Er wertet das Wissen zugleich nach seinem Wert, dem Leben zu dienen oder, wie Goethe einmal ausdrückt: „Was fruchtbar ist, allein ist wahr."

So fühlt der Aktivismus sich als *Antipode* zum kontemplativen Rationalismus, denn mit dem Denken und mit dem Erkennen allein ist's nicht getan, wenn Großes auf dem Spiele steht. Elise Benoit hat 1712 das entscheidende Wort geprägt: eine rationell „exakte Beweisführung ist so selten, daß sie überall dort, wo die Lebensnotwendigkeiten zum Handeln zwingen, von keinerlei Nutzen ist". Das aber ist das Entscheidende: Der Zwang zum Handeln aus den Lebensnotwendigkeiten der Zeit. Geistreiches Denken ist noch lange nicht konstruktives Handeln. Handeln ist die Quintessenz der Sehnsucht unserer Zeit.

116

Wohl ist *Philosophie* schlechthin zeitlos, aber jede Zeit hat ihre Philosophie und diese muß verständlich machen, was eine Zeit im Innersten bewegt. Von den Deutschen verlangt die Not der Zeit kategorisch eine Philosophie des Handelns aus den Grundgesetzen des Lebens. Nach einem Wort von Marx kommt es nicht darauf an, die Welt so oder so zu interpretieren: „es kommt darauf an, sie zu verändern".

So ist die Wendung auch der *Wissenschaft* zum *Aktivismus* ein Gebot der Stunde. Ich möchte dies am Recht beweisen. *Jurisprudenz* ist die Wissenschaft von den Normen, die das Verhalten der Menschen zueinander regeln. Lesen Sie als junge Juristen das wunderbare Buch von *Ihering:* „Der Kampf ums Recht." Es ist ein einziger Lobpreis tätigen Lebens im Umkreis des Rechts. Ich zitiere: „Das Ziel des Rechtes ist der Friede, das Mittel dazu der Kampf. Solange das Recht sich auf den Angriff von seiten des Unrechts gefaßt halten muß — und dies wird dauern, solange die Welt steht — wird ihm der Kampf nicht erspart bleiben. Das Leben des Rechts ist Kampf, ein Kampf der Völker, der Staatsgewalt, der Stände, der Individuen." Recht also ist tätiges Leben zum Zwecke des Friedens, zum Zwecke der Ordnung.

Recht braucht *Macht* zu seinem Schutz. Es ist selbst aber zugleich die Macht, der sich alle Potentaten beugen und — wenn sie sich nicht beugen — daran zerbrechen. Auch das Recht offenbart Polarität und Divergenz der Kräfte, denn Recht entsteht nur aus dem Streit, aus dem Kampf des Auseinanderstrebenden und Entgegengesetzten mit dem Streben nach Ausgleich —und das ist der Frieden.

Das Streben nach Recht involviert das *Gesetz*, d. h. die zweckbewußt „auf dieses Ziel gerichtete Tat der Staatsgewalt". Von seinen wirklich großen Gesetzgebern wird ein Volk länger beherrscht und beschützt als je von seinen Dynastien.

Alles Recht muß immer wieder neu erkämpft werden. Sie erleben das grandiose Schauspiel der völlig neuen Wiederauferstehung des Rechts und der Neuschöpfung von Recht heraus aus dem Urquell der Rechtsidee selbst und aus ihren letzten Prinzipien.

Sie sind Zeuge und bald schon Mitstreiter im „Kampf, den das Neue zu bestehen hat, um sich den Eingang zu erzwingen".

Und von Euch, Ihr jungen Naturwissenschaftler, kann man geradezu sagen: was Ihr auch studiert, Ihr werdet Spezialisten unserer Umwelt sein. Die *Naturwissenschaft* ergründet das ganze Universum nach seiner materiellen Seite, berechnet alles objektiv nach Maß und Zahl, prüft mit immer neuen Methoden, stellt im planmäßigen Experiment Fragen an die Natur selbst und geht letzten Endes darauf aus, die Kräfte der Natur dem Menschen dienstbar zu machen.

An diesem Punkte stehen wir — es ist nicht zuviel gesagt — vor einer neuen Epoche der Menschheit. Die *Atomenergie,* wenn sie, eines Tages vom menschlichen Geist gebändigt, Maschinen treibt und Wärme liefert, wird die Menschenkraft ins Ungemessene steigern, wahrhaft Titanenkraft in Menschenhand!

Wie nie zuvor: Die Menschheit steht am Scheidewege: *entweder* völlige Revolution der Arbeit nach der Richtung, daß der Mensch mit immer geringerem Kraftaufwand seinerseits immer mehr produziert, Zeit gewinnt für geistige Bedürfnisse, so die Arbeit veredelt und mit neuer Ehrfurcht vor dem Menschen adelt — oder der Mensch packt die Möglichkeit, den Erdball zu vernichten, auf dem er selber wohnt.

Die Beherrschung der Welt um uns ruft mit letzter Warnung nach Beherrschung der Welt durch die Welt in uns!

Halten wir einen Augenblick den Atem an und blicken zurück! Dumpf fühlt jeder: Aktivismus kann nicht allein das Schicksal wenden. Permanenter Aktivismus macht den Träger unerträglich. Lauter Aktivisten führen zum Kampfe Aller gegen Alle. Aktivismus kann nur ein Teil sein, was aber ist das Ganze? Aktivismus ist Systole, was aber ist Diastole? Wo ist die andere Kraft, die sich zur Einheit rundet?

Bringen wir alles, was wir bisher übers tätige Leben sagten, Arbeit, Wissenschaft, Handeln, Tat auf einen Nenner, so ist klar, Aktivismus ist zweckbewußtes Handeln, ein Kraftpol von mächtiger magnetischer Wirkung.

Was aber ist nun nach dem Gesetz der Polarität sein passiver zweckunbewußter Gegenpol?

Wir kommen damit zum IV. und letzten Abschnitt, zur Frage: *Zweckunbewußt tätiges Leben!*

Jenseits zweckbewußten Handelns gibt es noch eine Reihe mit dem Verstand allein nicht erfaßbarer, irrationaler, unbewußter Kräfte, tief verankert in allen Organismen und an ihren Wirkungen erkennbar. Beobachten wir z. B. die Lebensgewohnheiten der Tiere, so erleben wir ungemein eindrucksvolle Beispiele zielstrebigen Handelns ohne Wissen um das Ziel. *Instinkt* nennen wir diese naturgegebene, den Organismen eingeborene Zweckmäßigkeit des Handelns ohne Bewußtsein des Zwecks. Auch bei Menschen erweist sich oft genug der Verstand allein als Quelle des Irrtums, während der Instinkt ohne Zielbewußtsein doch zielstrebig zum Richtigen zu führen vermag. Ohne daß der Verstand es begreift, „wittert" der Mensch noch manche Gefahr. Solch unbewußt-instinktive Zweckmäßigkeit der Psyche ist vielleicht das letzte Erbe, das uns vom Prähominiden verblieb, sie ist eine Art innerer Stimme, durch die Urnatur noch heute zu uns spricht und uns bald so, bald so zu handeln heißt.

Der richtige Zwilling zum Instinkt ist das *Gewissen.* Lenken Sinne den Instinkt, so ist das Gewissen übersinnlich, aus der Region des inneren Gefühls, gespeist vom moralischen Gesetz, wurzelnd in der sittlichen Persönlichkeit. Es gebietet dem Menschen ohne Bewußtsein des Zwecks, wunderbar fein unterscheidend, sich zwischen Recht und Unrecht alternativ zu entscheiden.

> „Ganz leise spricht ein Gott in unserer Brust,
> Ganz leise, ganz vernehmlich zeigt uns an,
> Was zu ergreifen ist und was zu fliehen."   (Goethe.)

Was als naturhaftes Überbleibsel aus ihrer grauen Vorzeit allen Menschen der Instinkt, das ist in der einsamen Region höchster Geistigkeit eine dritte Kraft, die zweckunbewußte, geistige Schau in die Tiefe der Zusammenhänge, die *Intuition.* Wohl bereitet sie sich vor durch Arbeit, aber der schöpferische Einfall kommt wie eine Erleuchtung blitzartig mit der Urgewalt einer göttlichen Kraft, alle alten Dinge plötzlich neu durchschauend und die Seele mit der Gewißheit seiner Richtigkeit durchflutend.

Der Griff mitten hinein ins Wesen der Dinge löst nach dem Gesetz von der Polarität der Kräfte wieder Handeln und Wirken aus. Intuition induziert Aktivismus und Aktivismus wieder neue Intuition. So rückt intuitiv-schöpferische Phantasie dem Göttlichen am nächsten und alles neigt sich vor solchem Adel einer Nation. Diesen gottbegnadeten Menschen, der Inkarnation tätiger Tüchtigkeit, gilt das alte, unwiderlegliche Wort des Heraklit:

„Einer gilt mir für zehntausend, wenn er der Tüchtigste ist.“

Aber es bedarf auch noch einer Kraft für die Zehntausend, einer Kraft für jedermann, der vierten und höchsten Kraft, der *Erleuchtung im Glauben.* Das Gefühl seiner Nichtigkeit gegenüber dem All, die Wunder der Welt, seine Sehnsucht aufwärts, alles drängt den Menschen zu einer Stellungnahme zum Unendlichen, zur *Religion.*

Der religiöse Anspruch des Menschen ist so alt wie die Menschheit. Im Getriebe der Welt braucht es neben den Weisen der Welt noch Weise in Gott. Lehren der Vernunft allein reichen nicht aus. Sie taugen für geübte Denker, aber nicht für die große Masse der Menschen. Lehren der Moral und Ethik müssen nicht nur wahr, sondern zugleich auch allen verständlich, bildhaft, erlebnisstark, imperativ, d. h. wahre Gottesgebote sein. Der Mensch muß sich angesprochen, im Innersten ergriffen, ja erschüttert fühlen, wenn er reagieren soll.

Wahrhaft religiös und unangreifbar für die Welt ist einer dann, wenn er sein ganzes Handeln ausrichtet nach dem Ewigen, wie immer ihm dies auch im einzelnen erscheint. Dann wird Religion Erfüllung aller Pflicht im Hinblick auf Gott und die Religion zugleich zum Dirigenten aller konzertanten Stimmen unseres Herzens in der großen Symphonie des Lebens.

Wer subjektiv im Auftrag Gottes handelt, ist objektiv der höchsten Leistung fähig. Immer noch sind die Schöpfer neuer

Religionen — über Tausende von Jahren wirkend — die stärksten Gestalter der Menschheit gewesen.

Vergessen wir auch hier nicht den Staat! *Kirche und Staat* kann man trennen, Religion und Staat nur um den Preis des Niedergangs. Denn neben dem Recht gehört die Religion zu den letzten Fundamenten des Staates. Gibt es nicht zu denken, daß ein so nüchterner Theoretiker des Staates, wie Machiavelli, sagt: „Die Staatsoberhäupter dürfen nicht an den Grundpfeilern der Religion rütteln lassen; es wird ihnen dann ein Leichtes sein, ihren Staat religiös und folglich gut und einig zu erhalten."

Und wer wollte sich der geschichtlichen Tatsache verschließen: für alle Völker abendländischer Kultur ist das *Christentum* die eindrucksvollste Manifestation menschlichen Glaubens an Gott.

Mit der Erkennung all der zweckbewußten Triebkräfte, des Instinktes, der Macht des Gewissens, der Schöpferkraft, der Intuition und schließlich der Erleuchtung im Glauben bekommt der zweckbetonte Aktivismus des Willens seinen zweckunbewußten Gegenpol der Seele . Die Philosophie nennt ihn, alles in einem philosophischen Begriff zusammenfassend, Romantik, die *Romantik zweckunbewußten Schaffens*, des Schaffens aus dem Urgrund des Gefühls und dem Urgrund der Triebe.

Der Mensch hat es in sich immer mit zwei Welten zu tun: Zweckbewußter Aktivismus des Willens und zweckunbewußte Romantik seelisch-triebhaften Schaffens, das sind die polaren Kräfte in der Einheit tätigen Lebens.

Solche Romantik triebhaften Schaffens hat mit der Romantik vor 140 Jahren doch mehr als nur das Wort gemein. So ist der Augenblick gekommen, Euch zum *Schluß* noch zuzurufen: Vergeßt nie, daß Ihr in *Heidelberg* studiert! In einem anderen, rein künstlerischen Sinne war Heidelberg und mit ihm Stift Neuburg deutscher Romantik geliebtester Ort. Aber auch für Eure Grundeinstellung zum Leben, zu Volk und Vaterland ist Heidelberg gleich wirksame Szenerie und Hintergrund.

„Das Alte stürzt, es ändert sich die Zeit
Und neues Leben blüht aus den Ruinen."

Wo wäre dies Gleichnis versöhnender als hier? Macht Eure Herzen weit auf für Mystik und Symbolik des *Genius loci!* „Seht oben die gigantische schicksalskundige Burg, nieder bis auf den Grund von den Wettern zerrissen . . ." und seht zugleich offenen Auges: Zerstörung ist nicht Untergang. Die Natur baut auch aus Trümmern neu die Welt.

Vor diesem immer wunderbaren Hintergrund: was heißt da „arm sein", wenn man gesund ist und was heißt „in Not sein", wenn Vitalität die Kräfte beflügelt!

Es geht um eine neue Geisteshaltung. Weg mit dem Unmut zur Arbeit, weg mit Lethargie und weg mit dumpfem, passivem Fatalismus! Geht in aktive Opposition zum alten Obrigkeits- und Versorgungsstaat! Heraus aus der Zwangsvorstellung, als wäre der Staat nur ein riesiges Versicherungsunternehmen für alle und gegen alles, was dem Menschen zuzustoßen vermöchte! Hinein ins freie Spiel der Kräfte, zu *freien Menschen freier Zusammenarbeit im Dienste des Ganzen!*

So wird die Lehre vom tätigen Leben eine Philosophie der Zeit, eine Anweisung fürs tägliche Leben, ein Mittel zur Bekämpfung der Not, ein Weg in die Zukunft, ein Appell an die Jugend: *Der neue Staat ist Eure Saat!*

So beschwöre ich Euch: Seid tätig! Seid rastlos tätig! Glaubt an Genesung! Glaubt an die Zukunft!

> Ein neuer Tag bricht an!
> Ein neuer Tag einer neuen Zeit —
> und Ihr seid jung!

4.

Rede als Rektor aus Anlaß der feierlichen Immatrikulation am 17. 6. 1946:

Grundvoraussetzungen deutscher Wiedergeburt.

Zum vierten Male begrüße ich im Namen des Senates neu eintreffende akademische Jugend.

Es ist ein weiter Weg vom August vorigen Jahres und unserem ersten Jubelruf:

„Das Feuer ist gerettet, entzündet Eure Fackeln!"
dann zum November mit unserem universitären Grundbekenntnis:

„Ist Wissenschaft der Fels, auf dem wir bauen,
so ist Humanität der Stern, nach dem wir greifen"
und endlich zum Januar, zur Eröffnung aller Fakultäten und der imperativen Beschwörung:

„Seid tätig! Seid rastlos tätig!
Glaubt an Genesung! Glaubt an die Zukunft!
‚Tätig zu sein ist des Menschen erste Bestimmung'!"

Und heute? Immer mehr heißt es: Los von allen Illusionen! und hin zu den letzten Fundamenten unseres Seins! Lassen Sie mich heute von den inneren *Grundvoraussetzungen deutscher Wiedergeburt* sprechen. Ich glaube, es ist ein würdiges Thema für die Feier angesichts unserer großen Sorgen, nicht zuletzt bezüglich der Jugend.

Die *Immatrikulation* ist ein Rechtsvertrag. Sie eröffnet Ihnen, meine jungen Kommilitonen, das Tor zur Universität und damit zu Wissenschaft und Bildung, zu Beruf und Leben. Es ist ein stolzes Wort: civis academicus sum. Es kündet von vielerlei Rechten, ja Vorrechten, aber zugleich von der hohen Verpflichtung auf eine beispielhafte Lebensführung — vor allem Volk.

123

Das deutsche Volk zieht heute Bilanz darüber, was es dem unseligen „Sieg-Heil"-Regime an Un-Heil verdankt. Aber nirgends ist die Bilanz so furchtbar wie bei der Feststellung: Deutschland hat die Achtung der gesamten Welt verloren. Sie wieder zu gewinnen muß aller guten Deutschen Ziel sein, aber solch weltweit hehres Ziel setzt eines voraus: Erst der *Achtung wieder würdig werden.*

Das Ziel ist klar, wie aber geht der Weg? Sicher ist von vornherein: Solch furchtbares Geschehen muß und wird Neues gebären, völlig Neues. Und sicher gilt ein Zweites, die uralte Lehre Heraklits: „Aus dem Kampf des Entgegengesetzten entsteht alles Werden!" Der Hitlerstaat herrschte durch Anwendung von Gewalt zum Zwecke des Bösen. Wer ersehnt nicht einen Staat, der nach Platos Lehren die Idee des Guten zu verwirklichen versucht!

Grundvoraussetzung für den Sieg des Guten ist als Erstes — *Toleranz.* Unter Hitler galt Toleranz als Knechtsgesinnung und Intoleranz als Attribut des Herrenmenschen. Die Intoleranz wurde von der Partei ideologisch verkündet und vom Staat exekutiert. Das Gift der Intoleranz sitzt tief. Es ist noch nicht ausgeschieden.

Was aber ist Toleranz? Wir können sie mit 6 Worten definieren: Toleranz ist die *Achtung vor dem Gewissen des Anderen.* Das ist schnell und leicht gesagt, aber schwer, bitterschwer fällt es dem Deutschen, Toleranz auch wirklich zu üben. Aber gerade deswegen ist Toleranz das Kernproblem der inneren Wiedergeburt und Erziehung zur Toleranz der Hauptinhalt der Umerziehung des intoleranten deutschen Nationalcharakters.

Die Erziehung zur Achtung vor dem Gewissen des Anderen setzt voraus, daß das Gewissen der Anderen frei sich äußert. So wird innerpolitisch die Wiederherstellung der *Gewissensfreiheit* die Voraussetzung für die Wiederkehr von Moral, Lauterkeit und Wahrheit. Lassen Sie mich daher dem Problem Gewissensfreiheit ein paar Worte widmen:

Wie hieß es doch unter Hitler? Ich zitiere wörtlich: „Gewissensfreiheit gibt es unter der Grundvoraussetzung, daß das Gewissen stets im Sinne von Art und Rasse sich regt. Nicht unter den Schutz der Gewissensfreiheit fällt, wer sein Gewissen irgendeiner artfremden politischen, weltanschaulichen, religiösen Macht ausgeliefert hat."

Hier liegt die Androhung von Gewalt in Dingen des Gewissens klar zutage. So wurde der Staat selbst zur Quelle der Intoleranz und der Immoralität schlechthin.

Das Gewissen ist die letzte Autorität, der der Mensch sich beugen soll. Es ist die Stimme Gottes in unserer Brust. Wunderbar fein sagt es dem Menschen, was zu tun ist und was zu lassen. Was das Gewissen für wahr hält, hat niemand ein Recht, gewaltsam zu knechten.

Die Menschen, die nur der Stimme ihres Gewissens folgen und daher immer in Einklang mit sich selbst sich befinden, sind daher auch im letzten Grunde unangreifbar. Sie irren auch, aber nur optima fide und das ist keine Schuld. Wer nur nach seinem Gewissen handelt, handelt im Dienste jener mystischen Kraft, welche die Ordnung im Kosmos verbürgt.

In einer Demokratie ist das Gewissen die einzige Diktatur, der das Individuum sich beugen soll. Gewissensfreiheit ist die Voraussetzung von Demokratie. Denn darüber sind sich wohl alle klar: Das furchtbarste Erbe des Hitlerregimes, die Lüge, das Denunzieren usw. sind mit dem Verschwinden Hitlers noch nicht verschwunden und ebenso klar darüber, daß erst mit dem Verschwinden dieser Pest die Achtung der Welt wieder zu gewinnen ist. Eine neue deutsche Demokratie muß wahrhaftig und wahr sein oder sie wird nicht sein. Jede Demokratie lebt von der Zahl der Demokraten. Lügen oder Terror im Munde von Demokraten würden automatisch die Antidemokraten mehren und stärken. Wenn eine Demokratie Gewissen knechtet, hat sie verspielt. Denn die menschliche Seele läßt sich nie durch Gewalt gewinnen. Bekehrung gibt es nur durch Überzeugen.

Warum spreche ich soviel von Toleranz und von Gewissen? Die Anerkennung der Toleranz als Achtung vor dem Gewissen des

Anderen und die Anerkennung der allgemeinen Gewissensfreiheit sind zugleich die Voraussetzung für die 2. Etappe der Genesung durch die *Wiedergeburt der Moral.*

Man wird sagen, bei der Moral genügt die religiöse, vor allem die christliche. Tatsächlich ist ja auch das alte mosaische Gebot: „Du sollst Deinen Nächsten lieben wie dich selbst!" als imperative Forderung nie tiefer formuliert worden, und immer bleibt für das Christentum der stolze Satz von Kierkegaard zu Recht bestehen: „Der Staat verhält sich direkt zur Zahl (dem Numerischen) ... das Christentum verhält sich anders zur Zahl: Ein einziger wahrer Christ genügt, um die Existenz des Christentums darzutun." Religion fordert und fördert Moral, aber es gibt auch Moral ohne Religion, es gibt tugendsame Heiden, ja sogar Märtyrer des Unglaubens.

Für die Lauen, die Ungläubigen, die Atheisten, ja für alle, alle bedarf es vor allem der sozialen Moral. Im geschlagenen Deutschland ist *soziale Moral* doppelt nötig. Die ganze alte Gesellschaftsordnung ist umgestürzt, die Menschen sind alle arm, zusammengedrängt und mehr denn je aufeinander angewiesen, dazu die Flüchtlinge, die Vertriebenen, die sonstigen Besitzlosen, die Bombengeschädigten, die Kriegsversehrten usw. Es ist klar, soziale Moral als die Summe der Pflichten gegenüber den anderen und gegenüber der Gesellschaft, sie ist nötiger denn je.

Was also in die neue Demokratie, soll sie die Selbstachtung der Nation wieder erringen, hineinströmen muß, ist die *Herrschaft des Sittengesetzes* als einer wesentlich tragenden Idee der Zukunft. Deutschland macht vor aller Welt eines der größten Experimente der Geschichte, buchstäblich aus Trümmern eine moralische, materielle, politische und religiöse Welt neu wieder aufzubauen. Es gibt herrliche Vorbilder, wie gerade in Staaten ohne große Macht, wie in Schweden, Finnland, in der Schweiz Redlichkeit und Rechtschaffenheit das öffentliche Leben beherrschen wie wohl kaum in einem anderen Lande der Welt. Die Herrschaft des Sittengesetzes ist das Geheimnis ihrer sozialen Moral.

Was bedeutet „Herrschaft des Sittengesetzes"? Das Sittengesetz ist die Summe der Normen für unser Verhalten inmitten unserer sozialen Gemeinschaft. Es verlangt ganz allgemein und für alle Völker demokratische Grundhaltung: „Verhalte Dich ... so, daß Du Dich ... zu einem Bürger ... einer idealen Kulturgemeinschaft machst, deren höchstes Ziel die harmonische, reichste Entfaltung der reinen Menschlichkeit und des in ihr zum Ausdruck kommenden Geisteslebens ist" *(Müller-Freienfels)*.

Nun unterscheiden sich aber die Völker in ihren Lehren vom sittlichen Wollen und Handeln sehr. Ich erinnere nur an die chinesische, indische, mosaische, griechische, römische oder christliche Moral mit ihren vielen Variationen ihrer so reichen Philosophien. Die *deutsche Philosophie* hat jedoch einen ihr wesenseigenen neuen Gedanken in den ewig nötigen Ausgleich zwischen Egoismus und Altruismus gebracht, die Lehre Kants vom *Willen zur Pflicht um ihrer selbst willen.*

Warum war Kant, dieser größte Künder des Pflichtgedankens, im „Dritten Reich" totgeschwiegen? Der Nationalsozialismus lehrte unbedingte Unterwerfung unter den Willen des „Führers". Kant ist der absolute Antipode: *„Es gehört zur ‚Würde' des Menschen, sich als selbstgesetzgebend zu verhalten".* Dort die Ertötung des Individuums, hier die höchste Autorität im Individuum selbst, sein unbedingtes Sollen nach dem kategorischen Imperativ seines eigenen Gewissens.

Wer gedächte hier nicht jenes wunderbaren Zeugnisses deutschen Geistes, des Anrufs des Pflichtgedankens in Kants Kritik der praktischen Vernunft:

„Pflicht! Du erhabener großer Name, der du nichts Beliebtes, was Einschmeichelung bei sich führt, in dir fassest, sondern Unterwerfung verlangst, doch auch nicht drohest ... sondern bloß ein Gesetz aufstellst ... vor dem alle Neigungen verstummen ... welches ist der deiner würdige Ursprung und wo findet man die Wurzel deiner edlen Abkunft ... von welcher Wurzel abzustammen, die unnachläßliche Bedingung desjenigen Wertes ist, den sich Menschen allein selbst geben können?"

„Es ist nichts anderes als die *Persönlichkeit*, d. i. die Freiheit
und Unabhängigkeit von dem Mechanismus der ganzen Natur ..." und Kant fährt fort:

„Das moralische Gesetz ist *heilig* (unverletzlich). Der Mensch
ist zwar unheilig genug, aber die *Menschheit* in seiner Person muß
ihm heilig sein." Das ist deutsche politische Philosophie für Gegenwart und Zukunft!

Die Selbstachtung durch Pflichterfüllung, die Würde der
Menschheit in der eigenen Person durch ein ganzes Leben kon-
form dem Imperativ des Gewissens, das ist zugleich Gehorsam
vor Gott. Wie bitter empfinden wir demgegenüber jenen Knechts-
gehorsam und jene Sklavenmoral vermeintlicher Herrenmenschen.

Die Lauterkeit sittlichen Wollens ist der Prüfstein des neuen
Deutschlands vor der ganzen übrigen Welt. Die sittliche Erneue-
rung ist zugleich die Voraussetzung der Demokratie und die
Demokratie die Voraussetzung unseres späteren Zutritts zu den
Vereinten Nationen. Die inneren Grundvoraussetzungen deutscher
Wiedergeburt liegen in uns selbst. Mit Schiller rufen wir der
Jugend zu:

„Dein Schicksal ruht in Deiner eigenen Brust!"

Mit dem Ringen um Toleranz und mit dem Kampf um die
Wiederkehr von Moral allein ist's jedoch noch nicht getan. Es
braucht noch ein Drittes, eine *letzte Quelle der Wiedergeburt*.

Bleiben wir uns bewußt: Moral ist wichtig, fundamental, aber
der ewige Moralist ist unbeliebt, besonders bei der Jugend. Die
nüchterne Weltbetrachtung lehrt: Die Sünder kümmern sich nicht
um die Einsicht in Gott, aber sie sind doch da — und tätig. Seien
wir uns darum klar, auch das Böse hat seine Funktion.

Das Böse hat das Amt der Opposition, welche das Gute kriti-
siert, kontrolliert, es nicht zur gesättigten Ruhe gelangen läßt
und so das Gute gewissermaßen wach erhält, stimuliert und stärkt.
Erst im Kampf zwischen Laster und Tugend, beide miteinander un-
abänderlich verkettet, schillert das Leben in seinem vollen Glanze,
wie ein Gemälde erst im Wechselspiel von Schatten und Licht.

128

Über die Moral hinaus muß es noch eine Macht geben, die auch die Kraft der Abenteurer, Sonderlinge, der Abseitigen, Immoralisten usw. produktiv mit einbezieht. Es ist die letzte Macht im Leben der Völker, eine gefühlsmäßige, aber starke Macht, eine Macht, die alles objektive Wissen gering achtet, eine durch und durch subjektive Macht, die Macht des Durchdrungenseins von einer Wahrheit bis zum Letzten, es ist die Macht des Glaubens und in unserem Gedankengang *die Macht des Glaubens an das Vaterland.* Nehmen Sie als Heidelberger als Vergleich und Symbol unsere Alte Brücke. Schon sind die felsigen Pfeilerfundamente bereits wieder unter Wasser und durch das Wasser unsichtbar, aber doch vorhanden und alles Künftige tragend. Solch unsichtbares Felsenfundament des Wiederaufbaus ist der Glaube an das Vaterland.

Hierin, im Vaterländischen, ist in Deutschland viel gesündigt worden. Was war z. B. allein schon der Parteiname „deutschnational" für eine Anmaßung, als ob die anderen Parteien undeutsch und nicht national wären, und was war auch der Name „Nationalsozialistische Arbeiterpartei" für eine Lüge in jedem Bruchteil der Bezeichnung! Aber ganz abgesehen von solchen Musterbeispielen eines angemaßten Extranationalismus sah und sieht nur zu oft der Deutsche im parteipolitischen Gegner den Feind seines Vaterlandes oder gar dessen Verräter.

In jeder anderen großen Nation versteht sich das Nationale immer von selbst. Es ist scheinbar paradox, aber wirklich so: Wir müssen sogar den Begriff und unser inneres Verhältnis zum Vaterland neu erkämpfen. Einigen wir uns alle vorläufig wenigstens in Einem: im Glauben an die Lebenskraft des deutschen Volkes.

Unsere Notzeit ist nicht nur eine Probe auf die Moral der Regierenden und ihrer Majorität im Volke, sondern zugleich eine Probe auf die *Vitalität* des ganzen Volkes, eine Probe auf jene, alle Reserven mobilisierende Lebenskraft, auf die Lebensschwungkraft, den élan vital, wie *Bergson* sie nannte. So kompliziert die Vielheit der industriellen, sozialen und kulturellen Funktionen eines Volksorganismus auch ist, so elementar und einfach die Manifestation seiner Lebensbehauptung. Vitalität ist der Ausdruck für die Kraft einer Nation, sich an veränderte Existenzbedingungen anzupassen. Spannung, Gefahr und Lebensbedrohung entfachen ihn erst ganz, den Lebenstrieb, den Urtrieb aller Triebe. Einigen wir uns im Glauben an seine Stärke.

Ich fasse zusammen: Unsere zentrale Lage in Europa, das Gewicht unserer Menschenzahl, die weltweite Bedeutung unserer Produktionskraft in Werken des Friedens, die vielgestaltig aktive Hilfe von seiten der Sieger, das alles sind Aktiva in der sonst so negativen Bilanz unserer Lage. Dazu kommt: Die Zeit ist erfinderisch, die Arbeit schöpferisch, der letzte Lebenstrieb ungebrochen.

So glaube ich nicht, daß wir in Widerspruch geraten mit der Erfahrung und nicht in Widerspruch mit dem Wissen oder in Widerspruch mit der Logik, wenn wir uns zu einer letzten Glaubensgewißheit bekennen.

Wohl sind wir zurückgeworfen bis auf die letzten Fundamente unseres Seins, aber *wir glauben an die Lebenskraft und an die Dauer unseres Volkes.*

5.

Rechenschaftsbericht als Prorektor
über das Rektorjahr 1945/46.

Im Namen von Rektor und Senat begrüße ich zunächst unsere *Gäste:* Von der Militärregierung vor allem den Officer Heidelberg University Herrn Oberst *Irvin.* Ich werde nachher in meinem Bericht Ihr Wirken noch besonders würdigen.

Zum ersten Male begrüßen wir heute den neuen Karlsruher Hochschulreferenten. Sie, Herr Min.-Rat. *Dr. Thoma,* vereinigen die hohen Eigenschaften alterfahrener Sachkenntnis mit denen warmherziger Fürsorge für unsere Universität. Wir erhoffen daher viel von Ihrem Wirken.

In Oberbürgermeister *Dr. Swart* begrüßen wir das neue Oberhaupt der Stadt. Das „Dritte Reich" hat vielen Städten neue, aber kurzlebige Beinamen verliehen. Heidelberg trägt unverliehen, aber seit 560 Jahren den Ehrentitel „Universitätsstadt" als Ausdruck dafür, daß die Universität den Charakter der Stadt wesentlich bestimmt. Wir sind uns sicher, daß wir auch bei Ihnen im gemeinsamen Streben nach neuer Symbiose auf Verständnis und Hilfe rechnen dürfen. Die Universität ist ja auch mit ihren fast 7000 Zugehörigen zugleich das weitaus größte Unternehmen Ihrer Stadt. Umgekehrt werden wir selbst der Stadt unsere Hilfe aus innerer Bereitschaft stets freudig zur Verfügung stellen.

Ich komme nun zum *Rechenschaftsbericht* als scheidender Rektor. Ich lege ihn ab der Tradition gehorchend, nicht dem eigenen Triebe, denn der Trieb des Menschen ist heute nicht auf Beichte, sondern auf Handeln, nicht auf Vergangenheit, sondern ganz auf Zukunft gerichtet.

9*

Durch die Proklamation Nr. 1 von General *Eisenhower* wurde die Universität am 1. April 1945 mit all ihren Instituten und Institutionen geschlossen. Nur die Kliniken arbeiteten krankenhausmäßig weiter. Das äußere akademische Leben erstarb völlig.

Der innere Lebenstrieb erwachte dafür umso stärker und zwar sofort. Schon 5 Tage nach dem Einmarsch fanden sich in der Wohnung von Prof. *Jaspers* 13 antifaschistisch erprobte Professoren und Dozenten zusammen, um in einem Ausschuß die Wiederaufrichtung unserer Universität zu betreiben. In diesem „*Dreizehnerausschuß*" kamen nach langer Verbannung unsere Kollegen *Alfred Weber, Jaspers, Radbruch, Jellinek, Regenbogen* u. a. zum ersten Male wieder zu akademischer Bewährung ihrer allzulang entbehrten Kräfte. Unter dem Vorsitz von *Dibelius*, später von *Freudenberg*, wurden all die drängenden Probleme einer neuen Verfassung, die Grundideen der geistigen Umerziehung, die Fragen der Säuberung von Nazigeist, einer ausreichenden Hochschulreife bei den Kriegsabiturienten und all die sonstigen Probleme des innerrevolutionären Übergangs durchberaten und für die Exekutive vorbereitet. Der „Dreizehnerausschuß" krönte seine mit innerem Feuer betriebene Arbeit mit der neuen Verfassung, die von *Jaspers, Jellinek* und anderen entworfen, vom Ausschuß durchberaten und mit Wirkung vom 22. November, also zum vorjährigen Gründungstag, von der Landesregierung genehmigt wurde.

Die äußere Verwaltung hatte vom Einmarsch an ein 7köpfiger *Arbeitsausschuß* unter dem Vorsitz von Geheimrat *Hoops* übernommen. Ich habe sein Wirken bereits bei meinem Amtsantritt ausführlich gewürdigt. Beide Ausschüsse betrieben von allem Anfang an die Wiedereröffnung der Universität mit allem Nachdruck. Nach dem Terminkalender von Washington war die Wiedereröffnung frühestens $1\frac{1}{2}$ Jahre später, für Herbst 1946 vorgesehen. Die Militär-Regierung versagte sich jedoch der Durchschlagskraft unserer sofort und immer wieder vorgebrachten Argumente nicht. So konnten wir schon $3\frac{1}{2}$ Monate nach dem Einmarsch die Erlaubnis zur *Eröffnung der Medizinischen Fakul-*

tät erreichen und mit ihr verwaltungsmäßig bereits zum 1. 8. 45 auch die Universität als erste Deutschlands wieder eröffnen. Bereits 14 Tage später fand der feierliche Beginn des medizinischen Unterrichtes statt. Die damalige Rede unseres Philosophen *Jaspers* „Über das Wesen der Universität" kennzeichnete vor aller Welt die große Wende und Wiedergeburt des Geistes der Wahrheit und der Humanität.

Am gleichen Tag trat der erstmals wieder in freier Wahl neu gewählte *Senat* die akademische Selbstverwaltung an. Kurze Zeit nachher erfolgte, wenn auch zunächst mit starken Beschränkungen, die Wiedereröffnung der *Universitätskasse* und Colonel *Lisle* vom Military Government Mannheim sagte die Rückgabe der *Bibliothek* zu.

Schon schien uns unsere alte, sturmerprobte „Ruperto-Carola" wieder auf festen Kurs gebracht, aber alsbald setzten schwere Stürme ein. Wir dürfen heute gestehen, daß wir um das Schicksal unserer Universität und der deutschen Universitäten überhaupt oft in großer Sorge gewesen sind.

Schließlich erreichten wir aber die Genehmigung für die *Eröffnung des Wintersemesters* zunächst für die theologische und medizinische und mit der letzteren auch für Teile der naturwissenschaftlich-mathematischen Fakultät.

Das *Wintersemester* wurde zur harten Probe auf die innere Widerstands- und Lebenskraft des Restkörpers der Universität. Ich übergehe den Kampf um die Kohlen, um die Hörsäle, die Schwierigkeiten der Unterbringung, der Verpflegung und der sozialen Betreuung der Studierenden, übergehe die Probleme des Massensturms, die Schwierigkeiten des Zulassungsverfahrens, die Not der Nichtzugelassenen, um kurz nur an die Erschütterung des Gesamtgefüges der Universität durch die große Entlassungsaktion im Bereich des Lehrkörpers, des Verwaltungsapparates, der Angestellten und Arbeiter zu erinnern.

Vom *Lehrkörper*, der noch bei der „Machtübernahme" keinen einzigen Nationalsozialisten als Ordinarius enthalten hatte, wurden 38 Ordinarien, 9 Extraordinarien, 77 Honorarprofessoren,

Emeriti, Dozenten und 29 Lehrbeauftragte, insgesamt 153 Lehrkräfte durch Verfügung der Militär-Regierung und der Landesverwaltung Baden aus dem Amt entfernt.

Von den *14 Beamten der Universitätsverwaltung* blieb nur einer, unser Verwaltungsdirektor *Oßfeld*, im Amt. Andererseits wuchs die Fülle der Arbeit, die durchweg von unerfahrenen Ersatzkräften bewältigt werden mußte, oft ins Bedrohliche.

Dazu kamen aufregende und aufreibende Angriffe von außen und innen. Vom Restlehrkörper und dem Rest an Verwaltungsapparat mußte ein Vielfaches an Arbeit, von Vielen das Letzte gefordert werden. Aber allen Schwierigkeiten zum Trotz gelangten wir über die Selbstaufrichtung hinaus zu *konstruktiver neuer Arbeit*.

Gleichzeitig mit dem anlaufenden Winter-Semester wurden die *Vorsemesterkurse* unter Leitung des Senatsbeauftragten Prof. *Regenbogen* und des Fachmannes für höhere Schulen Prof. *Vierneisel* eröffnet. Buchstäblich aus dem Nichts wurde hier in kürzester Frist für Kriegsabiturienten ohne jedes Vorbild eine völlig neue Institution zum Erwerb der endgültigen Hochschulreife geschaffen. 705 „Studienanwärter" haben im Winter und 719 im Sommer dies neue Tor zu unserer Universität durchschritten.

Ein anderes Experiment großen Stils was das *Collegium academicum*. Lange bevor es deutsche Regierungsstellen gab, sicherte sich die Universität die „alte Kaserne", einesteils für die Unterbringung von fast 200 Studierenden, andererseits in dem Bestreben, anstelle der früheren Korporationen neue Wege der studentischen Selbsterziehung und akademischer Geselligkeit zu suchen. Inzwischen hat sich das Collegium, welches in dem nackten Gebäude nicht ein Möbelstück und nicht einen einzigen Gebrauchsgegenstand vorfand, durch aufopfernde Selbsthilfe unter der tatkräftigen Leitung von Direktor *Boeck* zu einem lebensvollen Betrieb, einer verheißungsvollen Wohn- und Erziehungsgemeinschaft, einem Forum für politische Disputation und einer Schule für Fairneß im politischen Kampf entwickelt. Wir hoffen so sehr, daß nunmehr auch die Regierung diesem jüngsten und, gestehen wir es offen, dem Lieblingskind unserer Alma mater die nachträgliche Legitimation nicht versagt.

So viel es uns auch Angriffe einbrachte, so scheint uns doch unser Vorgehen auch im Falle der sog. *6. Fakultät* konstruktiv zu sein. 1934 hatte man der Universität Heidelberg die Handelshochschule Mannheim zwangsweise eingegliedert und sie unter Hinzufügung von Teilen der philosophischen Fakultät zu einer eigenen Fakultät ausgebaut. Wie zu erwarten, war in Heidelberg ohne größere Industrie und ohne Handel die Handelshochschule ein Fremdkörper. So betrieb die Universität unter Führung von Geheimrat *Alfred Weber* die Wiederherstellung des Status quo ante. Die Regierung stimmte zu und gründete ihrerseits die Wirtschaftshochschule Mannheim neu. Selbstverständlich läßt die Universität ihrer Schwesterhochschule in Mannheim jede personelle und materielle Hilfe angedeihen und wir glauben und wünschen, daß sich in edlem Synergismus die Wirtschaftshochschule in Mannheim nach der erlittenen Katastrophe wieder zu voller Blüte entwickelt, in Mannheim, wo ja ihre natürlichen Quellen Industrie, Handel und Verkehr unverhältnismäßig reicher fließen als in Heidelberg.

In jene Zeit fällt auch die Gründung eines selbständigen *Office Heidelberg University*, seit Oktober 1945 geleitet von *Major Crum*. Sein unerschütterliches Vertrauen in die Grundmotive unseres Handelns, seine innere Anteilnahme an unseren Geschicken, seine selbstaufopfernde Hilfe in kritischen Zeiten sorgen dafür, daß sein Wirken unvergessen bleiben wird.

So waren wir schon mitten im Neuaufbau, als auch um die Eröffnung der übrigen Fakultäten nochmals ein heftiger Kampf entbrannte, der aber doch schließlich mit dem Sieg des Glaubens an unsere Jugend endigte. Am 13. 12. 45 traf, nachdem auch die badische Landesverwaltung noch zugestimmt hatte, die beglückend befreiende Genehmigung auf *Eröffnung aller Fakultäten* ein. Die Feier der Eröffnung der Gesamtuniversität fand am 7. 1. 46 statt. Im Februar kam dann auch noch die Eröffnung des Dolmetscherinstituts mit zunächst 180 Schülern hinzu. Insgesamt wurden 2828 Studenten neu immatrikuliert.

So sehr sich auch unsere akademische *Jugend in Not* und Unruhe befand, es muß festgestellt werden, daß es in Heidelberg zu keinerlei Ruhestörungen, Demonstrationen oder Zwischenfällen gekommen ist. Dies trifft besonders auch zu auf eine völlig neue Kategorie von Studierenden, die *UNRRA-Studenten*, die ihren Einzug hielten. Wir waren uns bewußt, daß alle schwere Schicksale hinter sich hatten. Von Miß *Praguer* und Mr. *Sudduth* als Spitzen der UNRRA-Organisation mustergültig betreut, fügten sich die UNRRA-Studenten willig in unsere akademische Ordnung ein, und es soll ihnen unvergessen bleiben, daß sie inmitten schwerer Krise für uns zeugten und bürgten.

Der Verlauf des Wintersemesters hat urbi et orbi gezeigt, daß die Heidelberger Studierenden das Vertrauen, das wir in sie setzten, auch wirklich verdienten. So klang das Wintersemester, so stürmisch es war, friedlich aus und alles schien gefestigt und gesichert.

Das *Sommersemester* begann mit zunächst einfacherer Problematik. Da nur die Examensleute ausschieden, war die Zahl der Neuzulassungen sehr viel geringer, andererseits gab die Erhöhung des numerus clausus elastischen Spielraum. Das Zulassungsverfahren war bereits stabilisiert. 3459 Studierende wurden immatrikuliert.

Anfang Mai verließ *Major Crum* Heidelberg. Die Universität verabschiedete ihn in feierlicher Senatssitzung und legte vor seiner Heimatuniversität Zeugnis ab von seinem Heidelberger Wirken. Mitte Mai hat die Militärregierung Ihnen, Herr *Oberst Irvin*, unsere Ruperto-Carola zu treuen Händen anvertraut. Selbst von Beruf Universitätsprofessor, sind Sie als Romanist besonders vertraut mit dem europäischen Bildungswesen, zugleich hocherfahren in der Verwaltungspraxis. Stets verbinden Sie nüchternes Urteil mit großer Warmherzigkeit. Immer ist es uns, als sei unser Wahlspruch „semper apertus" die Maxime Ihres Handelns. Die Universität fühlt sich geborgen in Ihrem Schutz und in Ihrer immer wachen Fürsorge für unsere Sache.

Das Sommersemester brachte den völligen Abschluß der *Denazifikation* und den Beginn der Spruchkammerentscheide. Es war klar, daß die Universität von allem, was Nazi-Ideologie und Nazipraxis repräsentiert hatte, befreit werden mußte. Auf der anderen Seite konnte niemand die lebensgefährliche Wendung übersehen, sollte die Aktion auch Nicht-Nazis oder aus menschlicher, allzumenschlicher Schwäche einmal Gestrauchelte mit erfassen, handelte es sich ja um einen Eingriff an einem bereits schwer geschädigten Organismus. 4 große Aderlässe hatte die deutsche Wissenschaft hinter sich, zunächst durch den ersten Krieg, sodann durch die Entlassungsaktion der Nationalsozialisten, ferner durch deren weitere Hochschulpolitik, die den wissenschaftlichen Nachwuchs in die Partei, zum Militär und in die Industrie abdrängte und endlich durch die schweren blutigen Verluste des 2. Weltkrieges. So war klar, daß die Gefahr des Weißblutens im Auge behalten werden mußte oder, chirurgisch ausgedrückt, wir mußten bedenken: eine Operation darf nicht gefährlicher sein als die Krankheit, um deren willen man sie macht. So mußte um manchen Mann, der geirrt, vielleicht sogar gefehlt, aber nicht gesündigt hatte, gekämpft werden, um ihn mit dem sicheren Nachweis des Freigebliebenseins von Nazi-Ideologie aus der Quarantäne frei zu bekommen.

Auch im Sommersemester kam es nochmals, wie jedermann weiß, zu schweren Beunruhigungen an der Universität. Wieder waren es die Offiziere der Stuttgarter und Berliner Erziehungsabteilung, die zusammen mit dem Heidelberger Univ.-Offizier schließlich die neuen großen Gefahren abwehrten und unvergeßlich bleibt uns der Augenblick, als Oberst *Irvin* von dieser Stelle aus am 17. 6. 47 mit den Glückwünschen, mit der Versicherung von Achtung, Vertrauen und Unterstützung die lange Krise der Nazi- und Übergangszeit abschloß mit den Worten: „Wenn die Geister der Gründer der Ruperto-Carola beunruhigt gewesen sind, können sie jetzt wieder Ruhe finden." Seit jener denkwürdigen Rede sind Ruhe und Frieden, die Voraussetzung von Forschung und Unterricht, endgültig wieder eingekehrt und akademische Arbeit ist seitdem wieder eine Lust.

Freilich standen der *Wiederauffüllung* des Lehrkörpers noch
große Schwierigkeiten entgegen: der anfangs fehlende, später zeit-
verzehrende Briefverkehr, der oft unbekannte Aufenthalt zu Be-
rufender, die meist unbekannte politische Belastung, die scharfe
Konkurrenz aller Universitäten bei Unbelasteten und zugleich
Tüchtigen, die sehr großen Schwierigkeiten der Wohnungsbeschaf-
fung gerade in Heidelberg, und vieles andere mehr machte das
Berufungsverfahren reibungsreich und zeitraubend. Selbst die
scheinbar so einfache Reaktivierung ihres Amtes enthobener Professoren brachte wegen der inzwischen besetzten oder verschobe-
nen Lehrstühle manche unliebsame Verzögerung.

Reaktiviert wurden die Professoren:

*Alfred Weber, Jaspers, Radbruch, Regenbogen, Jellinek, Ranke,
Grisebach, von Eckhardt, Seiffert.*

Neu traten ein:

in der theologischen Fakultät: *von Campenhausen, Schlink,*

in der juristischen Fakultät: *Kunkel,*

in der medizinischen Fakultät: *v. Weizsäcker, Hoepke, Kurt
Schneider, Weil, Bamberger,*

in der philosophischen Fakultät: *Bothe, Threllfall, von Holst,
Rüger.*

Hierzu kommen *10 Neuzulassungen als Privatdozenten* und
20 neue Lehraufträge.

So umfaßt der Lehrkörper seit Schluß des Sommer-Semesters
an Professoren, Dozenten und Lehrbeauftragten wieder 130 und
mit dem Dolmetscherinstitut und dem Institut für Leibesübungen
im ganzen *156 Lehrkräfte.* Das sind immer noch genau 200 weniger als zur Zeit des Einmarsches, also erst 43,8% des vorherigen
Bestandes.

Ins Sommersemester fällt noch die Wiedereröffnung der *Uni-
versitätsbibliothek* nach glücklicher, von Prorektor *Ernst* geleiteter
Rückführung der ausgelagerten 600 000 Bände. Die Gründungs-
urkunde, päpstliche Bulle, das erste Siegel, die Zepter, die *Manes-
sesche* Handschrift, den Sachsenspiegel und andere Kleinodien
hatte die Militär-Regierung selbst unter militärischem Schutz aus

den Gewölben der zerstörten Nürnberger Burg hierherbringen lassen.

Das Sommersemester brachte ferner die erste aus freien Wahlen hervorgegangene *Studentenvertretung*, den weiteren Ausbau der „Studentenhilfe" und die Neugründung der ersten *studentischen Vereinigungen*. Man kann ruhig sagen, daß es kaum ein Universitätsproblem gibt, das sich nicht neu gestellt und neu geregelt hätte.

Gedenkfeiern für *Luther* und *Leibnitz* mit den Festreden von *Campenhausen* und *Ernst Hoffmann* so wie die neugegründeten „Heidelberger Professorenvorträge" waren uns jeweils erquikkende Feierstunden und Stunden akademischer Selbstbesinnung.

Schließlich klang auch das Sommersemester friedlich aus, nachdem es an die 3500 Studierenden trotz der Kleinheit des Lehrkörpers reichlich Gelegenheit gegeben hatte, Verlorenes wiederzugewinnen und sich für den harten Daseinskampf zu rüsten.

Die Tradition verbietet es, daß die Universität Universitätsangehörigen öffentlich Dank bezeugt. In academicis gilt akademischer Einsatz als Selbstverständlichkeit. Man wird mir aber nachempfinden, daß der Rechenschaftsbericht wenigstens die Namen nennt, die in schicksalsschwerer Übergangszeit als engerer *Senat* die Fülle der Verantwortung und Arbeit auf sich nahmen und bewältigten. Dankergriffen gedenke ich in dieser Stunde meines Weg-, Kampf- und Schicksalsgenossen, des Prorektors *Ernst*. Je schwerer die Stunde, desto sicherer seine kraftvolle Hilfe. Wir waren eins vom ersten bis zum letzten Tage des langen, langen Jahres. Beide zusammen hatten wir jederzeit Rat und Rückhalt, Hilfe und Autorität beim 1. Senator und jetzigen Ehrensenator Prof. *Jaspers*. Und was hieß es, Dekan zu sein in dieser Zeit des studentischen Massenansturms, der Not der Nichtzugelassenen, der Zeit der Wohnungsbeschlagnahme, der Absetzungen, Rück- und Neuberufungen usw. Lassen Sie mich schließen mit den Namen dieser so oft schier über menschliche Kraft hinaus beanspruchten Dekane. Die Dekane der 5 Fakultäten waren *Hölscher, Radbruch, Regenbogen, Engelking, Freudenberg*. Das war der Senat, eine stets einige, geschlossene, nie wankende und auch nie erschütterte Phalanx.

Sturmbewegt war die Fahrt durch klippenreiche Meerengen. Oft griff uns tiefste Sorge hart ans Herz. Nun aber — wieder getrieben von den ewigen Kräften tiefer Menschlichkeit — nun hat sie wieder festen Kurs auf dem weiten Ozean des Dranges nach unerforschten Gebieten menschlicher Erkenntnis, sie — unsere heißgeliebte „Ruperto-Carola".

Dem neuen Steuermann und dem alten, glückhaften Schiff ein herzliches Glückauf zu neuer, ruhmreicher Fahrt!

Dritter Teil

1.

Auszugsweise vorgetragen auf einem von der „Arbeitsgemeinschaft der west-deutschen Ärztekammern" veranstalteten Fortbildungskurs in Bad Berchtes-gaden (13. 10. 52) und auf einer Krebstagung des Deutschen Zentralausschusses für Krebsbekämpfung und Krebsforschung, der Österreichischen Gesellschaft für Erforschung und Bekämpfung der Krebskrankheit und des Bayerischen Landesverbandes zur Erforschung und Bekämpfung der Krebskrankheit (München 6. 6. 1953).

Vom Krebsproblem.

(Krebsstatistik, Krebsverursachung, Krebsverhütung.)

Was wir vom Krebs wissen, ist viel, aber was wir nicht wissen, ist — leider — immer noch sehr viel mehr. Lassen Sie mich bitte heute über die Frage vortragen: *Inwieweit* ist *Krebsstatistik* ein Hilfsmittel, mehr vom Krebs zu erfahren und insbesondere ein *Hilfsmittel, Krebsursachen aufzuspüren,* um sie eventuell weit-gehend oder ganz *zu vermeiden?* Ich darf die Gesamttat-sachen dann dazu benutzen, um sie zu einer *Gesamtschau* des Krebsproblems, so wie ich es heute sehe, zusammenzufügen.

Wer beim Krebs des Menschen ernsthaft mitreden will, muß *fünf Grundtatsachen der Krebsstatistik* irgendwie zu ergründen vermögen:

Erstens: Die *Krebshäufigkeit.* Unter den Todesursachen rangiert der Krebs bei den Völkern westlicher Zivilisation an zweiter Stelle. 1937 machte der Krebs 13,4%/o aller Todesursachen aus. Diese Zahl ist jedoch zu niedrig. Erfahrungsgemäß verbergen sich unter den 8,6%/o mit Altersschwäche als Todesursache stets zusätz-liche Krebskranke. Dazu kommt der weitere Krebsanstieg seit 1937, allein schon durch die relative Überalterung, von anderen

Ursachen vorläufig ganz abgesehen. Wir müssen heute mit 16,6%
Krebstodesfällen rechnen. Das bedeutet: jeder 6. Mensch stirbt
an Krebs und das besagt zugleich nichts anderes, als daß von je
100 Milionen Menschen abendländischen Lebensniveaus nahezu
17 Millionen dem Krebs erliegen werden. Das sind mehr Todes-
opfer als die durch Tuberkulose und sämtliche anderen Infektions-
krankheiten zusammengenommen. Die großen Pestilenzen des
Mittelalters sind ausgestorben. Neben Hunger und Krieg ist
heute der Krebs der Dritte unter den Apokalyptischen Reitern
geworden, die größte Geißel der Menschheit unserer Zeit.

Die *zweite Grundtatsache* ist die *Krebszunahme.* In dem Maße,
wie z. B. die Tuberkulose sinkt, im gleichen Maße steigt der Krebs.
1890 war Krebs bei jedem 38. Sterbefall die Todesursache, 1920
bei jedem 15. und 1950 bei jedem 6.

In USA kamen 1900 auf je 100 000 Lebende 64 Krebstodesfälle pro Jahr. 1946 waren es 129, mehr als das Doppelte. Seit
1900 klettert die Krebskurve Stufe um Stufe, ununterbrochen
und scheinbar unaufhaltsam. Zum erstenmal in der Geschichte
der Todesursachenermittlung ist 1950 in der deutschen Bundes-
republik der Krebs Todesursache Nr. 1 geworden.

Die *dritte Grundtatsache* der Krebsstatistik ist die *Krebszunahme steil ansteigend mit dem Alter.* Kommen zwischen 30 und
45 noch 8,6 Krebstodesfälle auf 10 000 Menschen gleicher Alters-
stufe, so bis 60 fast das Dreifache, zwischen 60 und 70 das über
Siebenfache, und jenseits 70 das Zwölffache, nämlich 110 Krebstodesfälle je 10 000 pro Jahr.

Die *vierte Grundtatsache,* die es zu erklären gibt, ist der ganz
verschiedene Befall bei beiden Geschlechtern, auch bei Organen,
die nichts mit Geschlechtsfunktionen zu tun haben und die bei
Mann und Frau den gleichen anatomischen Bau und die gleiche
Funktion besitzen. So liefert z. B. die Speiseröhre beim Mann
7mal, das Bronchialsystem 10mal und der Kehlkopf beim Mann
sogar 20mal so häufig Krebs wie bei der Frau.

Die *fünfte Grundtatsache* der Krebsstatistik betrifft den ganz *verschiedenen Befall der verschiedenen Organe und Gewebe.* Der Magen marschiert mit 38% an der Spitze, mit 1% die Haut am Ende der Ziffern.

Soviel an Grundtatsachen gewissermaßen zur Einleitung und nun zur *Analyse dieser elementaren Krebsstatistik!* Die Statistik steht in keinem guten Ruf. Tatsächlich beginnt Naturwissenschaft jedoch immer erst, wenn sich die Dinge durch Maß und Zahl ausdrücken, damit nachprüfen *und* reproduzieren lassen. Letzten Endes beweisen Zahlen immer noch am meisten.

Wenden wir nun, um die trockenen Zahlen der Krebsstatistik lebendig zu machen, einen kleinen Kunstgriff, einen erlaubten und — wie Sie sehen werden — nützlichen Kunstgriff an! Machen wir einmal die Annahme, es gäbe irgendein Fabelwesen, einen Übermenschen, Roboter, Marsmenschen oder wie Sie ihn sonst nennen wollen! Ich selbst nenne ihn einfach Mr. X. Unsere *Fiktion* geht dahin, in der Hand dieses Mr. X. wäre der *Mensch ein Versuchsobjekt für Krebsfragen.*

Was würde nun dieser Mr. X. tun, um in Krebsfragen Experimente anzustellen zu dem Zweck, Krebsursachen aufzuspüren? Mr. X. verachtet das Tierexperiment. Was wären ihm schon 100 oder 1000 Versuchstiere! Es gibt ja Milliarden Menschen. So arbeitet er also mit Millionenzahlen, mit Hunderten von Millionen Menschen als Versuchs- und anderen 100 Millionen als Vergleichsobjekten. Sie werden das vielleicht für eine nicht erlaubte, möglicherweise sogar für eine absurde Fiktion halten. Ich hoffe jedoch, Sie zu überzeugen, daß die Wirklichkeit alle Annahmen weit übertrifft.

Schon vor 5000 Jahren sagte sich dieser Mr. X.: „Es gibt Krebs! Also muß es auch Krebsursachen geben. Ich frage als Erstes: *Gibt es Krebsursachen körpereigener oder sind sie stets körperfremder Natur?*"

Zur Entscheidung dieser Frage macht Mr. X. ein erstes großes Experiment. Er erstreckt es auf mehrere tausend Jahre, nimmt dazu viele Hunderte von Millionen Menschen und wählt zur alternativen Entscheidung einen ganz kleinen operativen Eingriff. Er läßt einigen 100 Millionen Männern das Praeputium weg-operieren und anderen 100 Millionen Männern beläßt er es.

Was besagt nun dieses *Massenexperiment der rituellen Beschnei-dung zahlenmäßig?* Ich könnte es mit vielen Zahlen belegen, aber sicher wissen Sie alle, das Peniscarcinom ist beim Juden voll-kommen unbekannt. Umgekehrt kommt es bei allen Völkern ohne Circumcision in wechselnder Häufigkeit im Orient bis zu über 20% vor.

Schlußfolgerung: Es ist durch Jahrtausende hindurch an Hun-derten von Millionen Menschen erwiesen: das Praeputium muß irgendein körpereigenes krebsförderndes Agens liefern.

Diese Schlußfolgerung allein ist natürlich noch unbefriedigend. Mr. X. möchte mehr wissen. Er sagt sich: Nachdem es millionen-fach erwiesen ist, daß die Circumcision schützt, die Nichtcircum-cision gefährdet, mache ich ein zweites Experiment großen Stiles unter *Hinzunahme* eines *Zeitfaktors.* Ich lasse die Circumcision in einer Gruppe, bei den Juden, gleich nach der Geburt, also beim Neugeborenen und in einer anderen Religionsgemeinschaft, bei den Moslems, erst in der Kindheit (3.—14. Lebensjahr) ausführen. Wieder stehen sich Millionen Menschen in diesen zwei Religions-gruppen gegenüber.

Und das *Ergebnis?* 0% bei den Juden, 2,9% bei den Moslems! Schlußfolgerung: Schon der temporäre Besitz des Präeputiums genügt, um eine relative Krebsgefährdung zuzulassen.

Man könnte natürlich einwenden, Juden in Palästina und die Moslems beispielsweise in Ägypten lebten ja unter verschiedenem Himmel und sonst unter verschiedenen Bedingungen.

Mr. X. macht ein *drittes Experiment.* Er nimmt in *Indien,* also im gleichen Lande, auf gleichem Boden, bei gleichem Klima, gleicher Ernährung usw. einesteils Hunderte von Millionen *Mos-lems* mit Beschneidung, andererseits ebensoviel Millionen *Hindus* ohne Beschneidung. Ergebnis: Bei den Moslems mit der Circum-cision bedingt das Peniscarcinom 2,9% aller Krebse, bei den

Hindus 26,7% aller obduzierten Krebse, das ist über 9mal soviel. Nochmals sei betont, hinter diesen Zahlen stehen Hunderte von Millionen Menschen.

Mr. X. macht ein *viertes Experiment*. Bei den Juden erfolgt die Beschneidung beim Neugeborenen, bei den Moslems in der Kindheit. Wie verhalten sich größere Gruppen, wenn die Circumcision statt beim Säugling und statt in der Kindheit erst im *Mannesalter* durchgeführt wird? Bei einer Gruppe von Moslems, die aus irgendwelchen Gründen die Beschneidung erst mit durchschnittlich 24 Jahren durchmachten, kam der Krebs durchschnittlich erst mit 47, also erst nach einer Zwischenzeit von 23 Jahren zur endgültigen Manifestation. Es gibt also Krebsursachen, die schon in der Kindheit einwirken, sich aber erst im „Krebsalter" manifestieren. Ferner hat Krebs, wie wir öfter sehen werden, so gut wie immer eine charakteristische *Latenzzeit*.

Ist nun dem Praeputium unmöglich eine Rolle abzusprechen, so sträubt sich aber doch unsere Vorstellung von der Physiologie unserer Organe dagegen, daß das Praeputium als normales Organ cancerogene Stoffe liefern sollte.

Tatsächlich entsteht das Peniscarcinom nur bei früherer oder jetziger Phimose. Wohl gibt es hinsichtlich der Häufigkeit auch Zahlen unter 70% Phimosen. Aber wo wurde früher darauf geachtet, solange man sich der Zusammenhangsfrage nicht bewußt war?

Halten wir kurz inne mit einigen *Schlußfolgerungen:*

a) Das Praeputium liefert irgendein körpereigenes krebsförderndes Agens.

b) Die Wegnahme bei Neugeborenen schützt so gut wie absolut.

c) Die Wegnahme in der Kindheit schützt noch relativ.

d) Bei Belassung liegt zwischen möglicher Krebsverursachung und Krebsmanifestation eine lange Latenzzeit.

e) Nicht das normale Organ liefert krebserregende Stoffe, sondern nur das Organ, bei dem chronisch entzündliche Prozesse (Sekretzersetzung, Infektion, Balanitis etc.) die entscheidende Rolle spielen. Es müssen also auch bei kör-

pereigenen Stoffen exogene Momente zusätzlich noch mit
hereinspielen.

Wir sind uns bewußt: es handelt sich hier um Massenexperi-
mente jeweils mit Hunderten von Millionen Menschen als Hintergrund.

Mr. X. gibt sich jedoch mit dieser fünffachen Versuchsserie
nicht zufrieden. Er fragt folgerichtig weiter: Mit dem Präputial-
sekret kommt ja nicht nur die glans penis in Berührung, sondern
— per cohabitationem — auch die *Cervix uteri*. Neue Frage:
Gibt es beim Cervixcarcinom einen alternativen Unterschied je
nach praesentia aut absentia praeputii beim Manne?

Mr. X. wählt Millionen Jüdinnen und stellt ihnen Millionen
Nichtjüdinnen gegenüber. Ergebnis: Das Cervixcarcinom ist bei
Frauen aller Völker ohne rituelle Circumcision der Männer 5mal
häufiger als bei Jüdinnen! Es gibt heute noch Lehrbücher, die von
einer „Immunität der Jüdinnen gegen das Cervixcarcinom"
sprechen. Natürlich handelt es sich nicht um eine Organimmunität
der Jüdinnen, sondern um eine gegen Noxen höhere Exposition
der Nichtjüdinnen.

Man könnte einwenden: die Differenzen seien rassischer Natur.
Mr. X. sucht daher eine noch radikalere Alternative. Er sondert
innerhalb der gleichen Rasse und des gleichen Volkes eine große
Gruppe von Frauen aus, bei denen nach sozialer Stellung und
Lebensführung alle Ursachen für Cervixnoxen ausscheiden, das
sind die Nonnen. *Gagnon* führte eine große Erhebung durch. Er
nahm Klosterarchive, Krankenkarteien, Bestrahlungsjournale
usw. zur Hilfe und erfaßte über 13 000 Nonnen über 20 Jahre
hinweg: er fand nicht einen einzigen Fall von Cervixcarcinom.

Selbstverständlich spielen hier nun noch andere Faktoren
wesentlich mit herein. Es bleibt aber die extreme Seltenheit der
Cervixcarcinome bei Nonnen und bei Jüdinnen. Die Smegma-
theorie ist bei Männern aus der Genese des Peniscarcinoms nicht
wegdenkbar, bei Frauen ist sie eine wichtige Fragestellung für
weitere Ermittlungen.

Das alles würde man in der experimentellen Krebsforschung als eine Versuchsserie am gleichen Objekt mit wechselnden Versuchsbedingungen bezeichnen. Beim Menschen erstreckt sich das Experiment über Tausende von Jahren, umfaßt Hunderte von Millionen Menschen und ist völlig eindeutig in den Schlußfolgerungen.

Was ist gegenüber dieser Serie von Experimenten mit ihrem riesigen Zahlenumfang zahlenmäßig das schließlich ja nur nachahmende Experiment am Versuchstier, welches dann tatsächlich mit einer Tierzahl unter 100 die carcinogene Wirkung menschlichen Smegmas nachgewiesen hat!

Brauche ich ein Wort darüber zu verlieren, daß — ganz sicherlich unter den eindrucksvollen Beispielen des im Orient so häufigen Peniskrebses die mosaische Gesetzgebung die erste gesetzliche Maßnahme der Geschichte zur weitgehenden Verhütung zweier ganz bestimmter Krebse gewesen ist? Natürlich wäre heute wohl nicht die radikale Prophylaxe der Circumcision die gegebene Folgerung — peinliche Hygiene erreicht vielleicht das Gleiche —, an dem anticarcinogenetischen Effekt der Beschneidung ist jedoch nicht zu zweifeln.

Gibt es nun vielleicht auch noch andere anticarcinogenetische Faktoren als nur die Wegnahme des krebsbedrohten Organs? Gibt es auch rein *endogene Faktoren eines gewissen Krebsschutzes?*

Mr. X. macht ein neues, zahlenmäßig großes Experiment. Er stellt Millionen unverheirateter Frauen Millionen verheirateter Frauen gegenüber und ermittelt die Abhängigkeit des Mammacarcinoms von Ehestand und Kinderzahl. Ergebnis: Von 1000 Frauen aller Altersklassen bekommen 18 ein Mammacarcinom. Ermittelt man aber jenseits der Menopause die Brustkrebse und setzt die der Unverheirateten = 100, so ist die relative Häufigkeit

> bei Verheirateten ohne Kinder 109,
> bei 1—3 Kindern aber nur 92,
> bei 4—6 Kindern 74,
> bei 7 und mehr Kindern 43.

Der Krebsbefall der Brustdrüsen nimmt also mit steigender Kinderzahl ab. Und stellt man Frauen, die grundsätzlich nicht stillen, wie ehedem Frauen der Mandschus in China und Frauen, die grundsätzlich und solange als möglich stillen, nämlich chinesische Ammen einander gegenüber, so haben die ersteren die höchste und die letzteren die niedrigste Brustkrebsquote.

Wir werden also zu der bedeutungsvollen Schlußfolgerung gedrängt: Speziell für die weibliche Brustdrüse wirken sich viele Schwangerschaften und volle Stilltätigkeit anticarcinogenetisch und umgekehrt wirkt sich unphysiologisches Verhalten krebsfördernd aus.

Solche körpereigenen Dinge spielen nach diesen Zahlen beim Mamma- und beim Penis- und Cervixcarcinom sicher eine Rolle. Man denkt dabei unwillkürlich an hormonelle Zusammenhänge, werden ja die Brustdrüsen ebenso hormonell stimuliert, wie die spezifischen Drüsen des Praeputiums, die Tysonschen Drüsen. Aber alle Krebse aller Geschlechtsorgane zusammen machen ja nur ein Viertel aller Krebse aus!

Wie steht es ursächlich mit der großen, großen Zahl der — wenn ich so sagen darf — alltäglichen Krebse des Magen, Darmes etc.? Was sagt hier die *Krebsstatistik* zu dem Problem der Krebsverursachung? Kausalgenetisch gibt es grundsätzlich nur *drei Möglichkeiten:* Entweder ist Krebs erblich bedingt, oder exogen erworben, oder er entsteht durch Zusammenwirken körpereigener *und* exogener Faktoren.

Frage 1: Ist Krebs erblich bedingt? Mr. X. ist ein Mann der Zahl. Er nimmt eine Bevölkerung, sagen wir von 500 Millionen und läßt innerhalb derselben jeden 6. Menschen an Krebs sterben. Das wären 16,6%. Zur Vorprüfung, ob bei der Verteilung Erbfaktoren hereinspielen oder die Verteilung dem Zufall unterliegt, macht er mit den Formeln der Wahrscheinlichkeitsrechnung ein einfaches Rechenexempel. Er nimmt 100 000 Kugeln und — den 16,6% Krebssterblichkeit entsprechend — 16 600 schwarze Kugeln für Krebstote und 83 400 weiße Kugeln für die Nicht-

Krebstoten. Die Kugeln schüttelt er in einem Sack durcheinander und macht dann wie bei einer Lotterie Ziehungen und zwar immer je 10 als Zahl für eine Familie. Zählt er nun 10 000 „Familien" aus,[1] so resultiert Folgendes:

Unter 10 000 Familien zu je 10 Köpfen finden sich 1541 Familien, in denen je 3 Mitglieder = also über 15%, und 537 Familien, in denen je 4 Mitglieder = also über 5% an Krebs gestorben sind.

Was besagt nun gegenüber dieser nüchternen Wahrscheinlichkeitsrechnung ein *Stammbaum* wie z. B. der berühmteste aus der Literatur mit schließlich 13% Krebskranken in 5 Generationen?

Solche „Krebs-Familien" haben eine außerordentliche Anziehungskraft für Kasuistiker. Sie werden herausgefischt, da sie interessant erscheinen, und diese sog. Interessantheitsauslese ist der Grund dafür, daß immer wieder Menschen darauf hereinfallen, daß ein Stammbaum, weil es ein Stammbaum ist, auch Vererbung bewiese. Kein Mensch ist je auf die Idee gekommen, die Gegenprobe zu machen und Stammbäume mit seltenen Krebsfällen zu veröffentlichen.

Krebsstammbäume, auch wenn ganze Bücher damit angefüllt sind, sind nichts wert, solange sie willkürlich herausgegriffene Familien umfassen statt einer Serie von 50 oder 100 Familien von unmittelbar aufeinanderfolgenden und nicht ausgelesenen Krebskranken. Eine auslesefreie Stammbaumserie gibt es in der ganzen Weltliteratur noch nicht.

Lassen Sie sich gegenüber solchen Stammbaumspezialisten folgendes zur Warnung dienen: Es wäre ein Leichtes, in Schneeberg oder Joachimsthal im Erzgebirge mit Hilfe der Kirchenbücher über ganze Generationen hinweg Stammbäume mit Lungenkrebs, also mit spezifischer Lokalisation, dazu nur beschränkt auf Männer, also geschlechtsbegrenzt und mit spezifischer zeitlicher Manifestation aufzustellen. Solche Stammbäume würden graphisch Vererbung ausweisen, biologisch aber nur vortäuschen. In Wirklichkeit handelt es sich darum, daß die Männer in vielen Fami-

---

[1] Ich verdanke die mathematisch exakte Berechnung Herrn cand. math. *Jürgen Merkwitz* (Heidelberg).

lien in jeder Generation nur den Beruf ihrer Väter „erben“, während der Krebs in den Urangruben durch radioaktiven Staub exogen erworben ist. *Familiärer Krebs,* selbst über Generationen, ist also *noch lange kein erblicher Krebs.*

Mr. X. sagt weiter: Der Mensch vertraut der Wahrscheinlichkeitsrechnung nur wenig. Er möchte immer induktive Beweise mit der apodiktischen Beweiskraft eines naturwissenschaftlichen Alternativexperimentes sehen. Mr. X. nimmt also aus der Summe der Menschen zwei große Gruppen heraus, sagen wir je 100 Elternpaare, beide mit Krebs, und 100 Elternpaare, beide ohne Krebs.

Wäre Krebs erblich, so müßten natürlich bei Krebs beider Eltern *„konjugaler Krebs“* deren Kinder eine hohe Krebsquote aufweisen. Ergebnis: Bei Krebs beider Eltern haben deren Kinder — ich beziehe mich auf Untersuchungen von *Hanhart* in abgelegenen Schweizer Gebirgstälern — mit 13,3% nicht häufiger Krebs als Kinder von Eltern, beide ohne Krebs, also nicht häufiger als dem allgemeinen Bevölkerungsdurchschnitt entspricht.

Mr. X. sagt: Dieses Experiment schlägt durch. Es beweist unwiderleglich, daß *selbst Krebs beider Eltern keine erbliche Belastung für die Kinder* bedeutet.

Mr. X. macht aber noch ein Experiment mit *Zwillingen.* Wegen der Alternative: eineiige erbgleiche und zweieiige erbverschiedene Zwillinge, sind die Zwillinge tatsächlich ein Naturexperiment zwingender Beweiskraft.

Wäre Vererbung bestimmend, so müßte bei eineiigen Zwillingen dann, wenn ein Zwilling Krebs bekommt, dank der bei beiden Zwillingen ja identischen Erbkonstitution auch der zweite der Eineier an Krebs erkranken, und in großen Serien müßte die Krebskonkordanz nahe an 100% heranreichen. Dagegen dürfte bei zweieiigen Zwillingen die Krebskonkordanz nur der allgemeinen Häufigkeit entsprechen, also bei einem Krebsanteil von 16,6% unter den Todesursachen müßte bei zweieiigen Zwillingen im Krebsalter jenseits 50 die Konkordanz 10—15% betragen.

In Wirklichkeit aber sind in über 100 wirklich auslesefreien Zwillingspaaren alle Zwillinge in ca. 10% konkordant und in 90% diskordant, ganz *gleichgültig*, ob die Zwillinge eineiig oder zweieiig sind.

Schlußfolgerung: Die *Erbkonstitution* spielt bei der *Krebsentstehung bei Zwillingen keinerlei erweisbare Rolle.*

Mr. X. ist, wie gesagt, ein findiger Mann. Er hört, daß die Menschen angefangen haben, *Krebsstämme* bei Tieren heranzuzüchten, a) durch extreme Auslese, und b) durch extreme Inzucht. Schon sind 10 000 wissenschaftliche Arbeiten über Krebsvererbung beim Tier und über Krebsstämme geschrieben. Da erlaubt sich Mr. X. einen vom Menschen her gesehen unangenehmen Scherz. Was für einen, werde ich nachher dartun.

Greifen wir ein sinnfälliges Beispiel von Krebsstämmen bei Tieren heraus. Ein bekannter Forscher hat sich einen Mäusestamm rein gezüchtet, in dem seit vielen Generationen alle Weibchen fast ausnahmslos Brustkrebs bekamen. Er hat daneben einen zweiten Stamm, in dem gleichfalls seit vielen Generationen überhaupt kein Brustkrebs vorkam.

Er hat nun die beiden Stämme nicht einfach miteinander und durcheinander gekreuzt, sondern eine sog. reziproke Kreuzung ausgeführt, d. h. er nahm in der ersten Serie die Mutter von der krebskranken Zucht und den Vater von der krebsfreien Zucht. In der zweiten Serie wurde umgekehrt die Mutter von der krebsfreien und der Vater von der krebsbelasteten Zucht genommen.

Was passierte bei den Nachkommen? Stammte die Mutter aus der Krebszucht, so bekamen 90% der weiblichen Nachkommen Brustkrebs. Stammte die Mutter aus der krebsfreien Zucht, so bekam, trotz des Vaters aus dem Krebsstamm, kein einziges weibliches Tier Brustkrebs.

Danach schien es völlig offenkundig, daß es, was den Krebs anlangt, auf den Vater überhaupt nicht und nur auf die Mutter ankommt. Es konnte sich also, das war alsbald die Lehrbuchmeinung, nur um eine Vererbung handeln durch das Zellplasma, da ja nur dieses ausschließlich von der mütterlichen Eizelle und nicht von den Spermien des Vaters stammt. Demzufolge nannte man auch diese Vererbung die „rein mütterliche" oder auch die plasmatische Vererbung. Jedenfalls gab es lange Zeit niemanden, der bei solchen Beispielen an der Vererbung von „Krebsanlagen" gezweifelt hätte.

Aber diese einst so berühmten Brustkrebsstämme der Maus, ehedem die Hauptsäule für die Lehre von der Krebsvererbung, haben sich als Trugschluß erwiesen. Was hatte Mr. X. getan? Ohne es den Experimentatoren zu verraten, hatte er der Mäusestammutter während der Tragzeit einen krebserregenden rein exogenen Stoff, nämlich ein Virus, und zwar ein durch die Muttermilch übertragbares Virus, infiziert.

Nun wird uns die geschilderte Sachlage mit einem Schlage klar. Übertragen wurden nicht Erbanlagen für Brustkrebs, übertragen wird der sog. Milchfaktor, ein Virus. Die Vererbung ist also nur vorgetäuscht. Auf den Vater kommt es nicht an, da er ja nicht säugen kann. Die Mutter überträgt nicht Erbanlagen zum Krebs, sondern überträgt mit der Milch ein carcinogenes Agens. Man braucht die Milch der Mäusemutter oder Mäuseamme nur zu pasteurisieren, schon ist es mit der ganzen Brustkrebsvererbung aus.

Es wäre sonach wirklich an der Zeit, daß angesichts eines erdrückenden Beweismaterials vom Menschen mit der immer schon zweifelhaften Lehre vom Krebs als einem Fatum der Vererbung ein Ende gemacht würde. *Krebs ist weder erbbedingt, noch erblich weiter übertragbar.*

Nun lehrt die Erfahrung, nichts hält sich hartnäckiger als ein jahrzehntelanges *Vorurteil.* In immer neuen Verkleidungen, durch immer neue Hintertüren kommt das Märchen von der Krebsvererbung stets wieder herein, bald als „Krebsbereitschaft", bald als „Allgemeinfaktor", bald als „Krebsdisposition" oder „Krebskonstitution", oder — besonders in Gutachten — als Krebs als Schicksalsbedingtheit.

Was bleibt nun von der ganzen Erbbiologie maligner Tumoren schließlich allein übrig? Übrig bleibt nur, daß die verschiedenen

Tierarten, Tierrassen und die verschiedenen Individuen auf gleiche krebserregende Reize verschieden reagieren. Aber das ist natürlich nichts Krebsspezifisches, gibt es ja keine einzige exogene Noxe, auf die die verschiedenen Arten, Rassen und Individuen nicht verschieden reagieren. Ob es die Toleranz für Alkohol oder Nicotin, die Empfindlichkeit für Jod oder Arsen, die Empfänglichkeit für Diphtherie oder Poliomyelitis ist, immer gibt es biologische Unterschiede, aus dem einfachen und einzigen Grunde, weil es eine Kardinaleigenschaft aller Lebewesen ist, auf äußere Reize variabel zu reagieren. Mit einer Disposition „zum“ Krebs, mit auf den Krebs hin ausgerichteten Erbanlagen, hat das jedoch nichts zu tun.

Bleiben also nach körpereigenen inneren nur noch *äußere Krebsursachen.*

Mr. X. denkt sich wieder ein Massenexperiment mit Millionenzahlen aus. Er sät exogene Krebsursachen aus, wie man Samenkörner ausstreut, auch über ganze weite Länder mit Hunderten von Millionen Menschen. Er sagt sich, diese Samenkörner müssen ganz verschieden aufgehen, je nach dem Boden, auf den sie fallen.

Nun gibt es im menschlichen Körper ihrer Herkunft nach drei ganz verschiedene Organ- und Gewebsfamilien, solche die vom Ektoderm abstammen und solche vom Entoderm und Mesoderm. Macht man ganz große Klassen, so kommt man zu dem Ergebnis, daß sich ihrer Herkunft nach die Gewebe mengenmäßig ganz verschieden verhalten. 82,5% unserer Körpermasse kommen auf die Mesenchym-, besonders auf die Muskel-, Stütz- und Bindegewebe und nur 17,5% auf alle epithelialen Gebilde der äußeren Haut, der Hautanhangsgebilde, der Schleimhäute und der vom Magendarmkanal sich ausstülpenden drüsigen Organe.

Würden die Krebsursachen die Organsysteme gleich befallen und auf den verschiedenen Böden gleich angehen, so müßten unter den bösartigen Geschwülsten $^4/_5$ Sarkome und $^1/_5$ Carcinome sein. Es ist nun aber genau umgekehrt. Die vom Mesenchym abstammenden Sarkome machen statt 80% nur $^1/_{10} = 8\%$ und die Carcinome aller epithelialen Gewebsreihen statt 18% das Fünffache, nämlich 92%, aller Krebsgeschwülste aus.

Diese umgekehrte Proportionalität ist nur so zu deuten, daß die 8% Sarkome denjenigen Geweben entstammen, die in der Tiefe des Organismus von den Außen- und Innenflächen des Körpers und ihren Noxen geschützt sind, während die 92% Carcinome den Schleimhäuten und Organepithelien entstammen, die als Innenflächen und Außenflächen des Organismus der ständigen Berührung mit der Außenwelt und ihren Noxen ausgesetzt sind.

Tatsächlich ist der Befall mit Krebs ein getreues Spiegelbild dafür, wie äußere Krebsursachen die Organe erreichen. Als Beispiel seien die beiden Grenzfälle genannt. Mit weitem Abstand, nämlich mit 35% aller Krebse, steht der Magen an der Spitze. Das allein weist schon darauf hin, daß die äußeren Krebsursachen zum größten Teil mit der Nahrung in den Körper gelangten. Der Magen ist das erste Auffangorgan, das erste Organ direkter Einwirkung von Krebsnoxen auf die Schleimhaut, das Organ der ersten chemischen Umwandlung und der längsten Verweildauer. Das Gegenbeispiel ist die Leber. Sie kennt primäre Lebercarcinome nur als extreme Seltenheit und das nur deswegen, weil die Leber als Hauptschutzorgan gegen exogene Gifte auch die carcinogenen Substanzen chemisch um- und abbaut und entgiftet, bevor sie carcinogen werden.

Das millionenfache Massenexperiment gipfelt in dem Resultat, daß die exogenen Noxen direkt exponierten Gewebe und Organe 92% aller malignen Tumoren liefern.

Mr. X. macht ein neues Millionenexperiment der Krebsexposition mit Hilfe menschlicher *Berufe*. Mr. X. hat es hier leicht. Er bedient sich der großen Zahl von Stoffen und strahlenden Energien, die der Mensch selbst erfunden bzw. synthetisiert hat, Strahlen und Stoffen, wie sie in der Natur selbst nicht vorkommen.

So setzt Mr. X. ein paar Millionen Menschen in ihrer Berufsfähigkeit dem *Teer* und Teerprodukten aus. Dabei ist es gleich-

gültig, ob es sich um Teerarbeiter selbst oder um Schornsteinfeger
oder um Heizer, Baumwollspinner, Seiler, Fischer od. dgl. handelt, ob sie mit Teer selbst oder mit Pech oder mit Ruß oder mit
Mineralölen oder mit Anthrazen oder Paraffin oder anderen
Derivaten in Berührung kommen. Gleichviel ob Hand, Fußsohle,
Scrotum, Unterarme, Ohren, immer ist die Krebslokalisation
identisch mit dem Ort der stärksten Exposition.

Wie weist man zahlenmäßig einen *Krebs als Berufskrebs* aus?
Nun, man kennt aus der Todesstatistik im Durchschnitt von 25
Jahren die Häufigkeit des Todes am Scrotalkrebs: es kommt ein
Fall auf 9355 Männer jenseits des 12. Lebensjahres.

Tod am Scrotalkrebs in verschiedenen Berufsklassen.

Berufsklasse	Zahl	Statistische Erwartung ohne Rücksicht auf Beruf	Tatsächliche Zahl der Scrotaltodesfälle
Gas-, Teer-, Pecharbeiter	501 372	55	598
Bauern, Landarbeiter	921 421	99	31
Geistige Berufe	368 635	39	0

Daraus errechnet sich die statistische Erwartung ohne Rücksicht
auf den Beruf je nach der Anzahl der betreffenden Berufsgruppe.
Bei den geistigen Berufen steht einer Erwartung von 39 Fällen in
Wirklichkeit kein Fall gegenüber. Bei den Landarbeitern entspricht der Erwartung von 99 Fällen tatsächlich eine Beobachtung
von nur 31 Fällen. Bei den Gas-, Teer- und Pecharbeitern dagegen
ist die allgemein statistisch zu erwartende Zahl 55 Fälle. Die tatsächliche Zahl beträgt jedoch mit 598 Fällen fast das Elffache
oder anders ausgedrückt: 1087,3% gegenüber der Erwartung.
Das Risiko, einen Scrotalkrebs zu bekommen, ist also beim Teerarbeiter 20mal so groß wie beim Landarbeiter und über hundertmal so groß wie bei geistigen Berufen.

Der Beruf ist also für alle Arbeiter, die mit Teerprodukten
umgehen, entscheidend für den Erwerb von Krebsen ganz bestimmter Lokalisation.

Was steckt nun aber hinter diesem so überaus komplexen *Stoffgemisch*, wie es der *Teer* darstellt?[1]

Man muß der Chemie bescheinigen, daß sie dieses Problem der chemischen Struktur der Teer-Krebsnoxen weitgehend gelöst hat. Vergessen wir aber nicht, die entscheidende Fragestellung ist vom Menschen mit seinen Teerberufskrebsen gestellt worden. Daß man schließlich mit Teerpinselungen an Kaninchen Teercarcinome erzeugte, ist wissenschaftlich gesehen nicht so fundamental, wie daß der Kliniker *Volkmann* in Halle 12 Jahre nach der Gründung der ersten dortigen Teerfabriken an den ersten krebskranken Teerarbeitern den Kausalzusammenhang erfaßte und erwies. Versuchsobjekt war also der Mensch und wenn später Laboratoriumstiere herangezogen wurden, so gewissermaßen nur zur Wiederholung jenes Versuches und zur Austestung der einzelnen Komponenten.

Lassen Sie mich nur zur Untermauerung unserer Überzeugung, daß wir hier heute festen Boden unter den Füßen haben, die Hauptrepräsentanten dieser chemischen Teercarcinogene bringen.

Anilin α-Naphthylamin β-Naphthylamin Benzidin

Die ersten cancerogenen Anilinabkömmlinge sind bekannt geworden auf dem Wege über den Blasenkrebs der Anilinarbeiter, den der Chirurg *Rehn* 1895 entdeckte. Hier sind es *Derivate des*

---

[1] In teilweiser Anlehnung an einen Vortrag des Verfassers, gehalten am 16. 3. 1951 auf der Jahreshauptversammlung der „Gesellschaft der Ärzte" in Wien (Wien. klin. Wschr. 1951, 451).

Anilins, besonders das α- und β-Naphthylamin, das Benzidin usw., die carcinogen sind. Im Tierexperiment steigt die Tumorquote bis 100%, wenn diese Stoffe peroral gegeben werden. Auch bei den Anilinarbeitern muß man heute annehmen, daß die Aufnahme über verschmutzte Hände, mit der Nahrung etc. vor sich geht, daß also der Magen-Darmkanal den Hauptweg der Einverleibung darstellt.

Und nun könnte man natürlich einwenden: Was bedeutet schon der Krebs eines einzigen Organsystems, in diesem Fall der Harnwege? Aber dieser Einwand ist kurzlebig. Bei der Suche nach Insektenvertilgungsmitteln entdeckten *Wilson* und seine Mitarbeiter 1941 eine völlig neue Klasse carcinogener Anilinderivate, die *Aminofluorene*.

Anilin β-Naphthylamin   2-Aminofluoren   2-Acethylaminofluoren

Diese Stoffe wirken auch auf die Harnwege, zugleich aber auf viele andere Gewebe und Organe. Sie erzeugen außerdem Tumoren ganz verschiedener Art, Fibrome, Papillome, Adenome, Sarkome, Carcinome, Leukämie usw., außerdem in den verschiedensten Organen, bei den verschiedensten Tierarten, und dies schon bei sehr geringen Mengen (4 g auf 100 kg Nahrung) und bei allen bis zu 90% der überlebenden Tiere. Man sieht also, es gibt neben organotropen auch Stoffe, organische Stoffe, die bei allen Organismen alle Gewebe zu cancerisieren vermögen.

Wieder könnte man einwenden: „Ja, aber auch solche Stoffe kommen doch nur an ganz wenige Menschen heran." Nun, unser Zeitalter der Chemisierung und der Technisierung unserer Lebensbedingungen kennt auch *Krebsnoxen der Nahrung* und damit Krebsnoxen für Jedermann, für Millionen von Menschen, Tag für Tag und unfreiwillig für lange, lange Jahre.

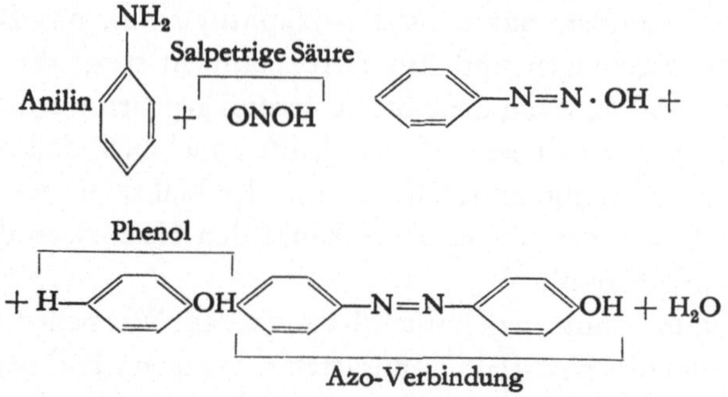

Anilin · NH_2 + Salpetrige Säure · ONOH → $N=N \cdot OH$ +

Phenol

+ H—OH + $N=N$—OH + H_2O

Azo-Verbindung

Ich komme damit 3. zu der Klasse organischer Carcinogene,
den *Azofarbstoffen.* Auch diese Azofarbstoffe leiten sich, wie
die Formel zeigt, vom Anilin und seinen Derivaten ab. Diese
Hunderte von Azofarbstoffen haben in der Textilindustrie, aber
auch sonst in der Technik, die größte Verbreitung gefunden, aber
nur wenige sind auf ihre Carcinogenität untersucht. Von den
Untersuchten hat sich eine Reihe als harmlos, andere aber im
Experiment als krebserzeugend erwiesen, wie z. B. das Scharlachrot. Der Sündenbock aber ist das Dimethylaminoazobenzol, ein
Farbstoff, der im großen Maßstab zur künstlichen Färbung von
Speiseöl, Margarine, Butter usw. verwendet wurde und daher
die Zweckbezeichnung „Buttergelb" erhalten hat. Dieses „Buttergelb" erzeugt in steigender Dosisabhängigkeit vor allem maligne
Hepatome und außerdem auch Gallengangskrebse. Wohl unnötig
zu betonen, daß das Buttergelb schon früher und inzwischen erneut für Lebensmittel verboten worden ist.

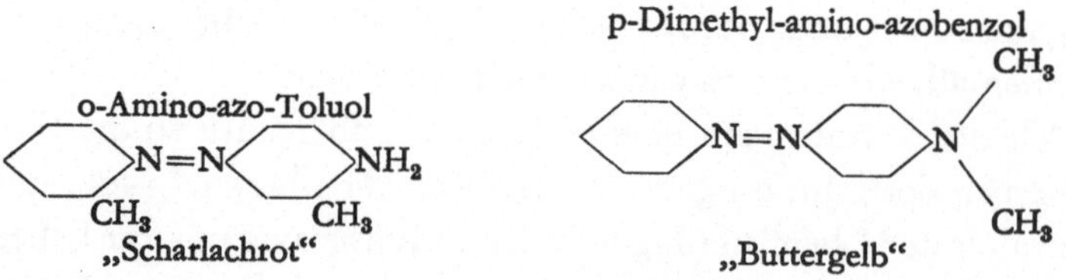

o-Amino-azo-Toluol

$N=N$—NH_2

CH_3 CH_3

„Scharlachrot"

p-Dimethyl-amino-azobenzol

$N=N$—N

CH_3

CH_3

„Buttergelb"

Schließlich gibt es zu diesen drei Klassen der Benzidine, Aminofluorene und Azofarbstoffe noch *drei weitere Klassen* solcher

158

carcinogener Anilinderivate, von denen ich nur je einen Repräsentanten dem Namen nach erwähnen will, die ich aber im einzelnen nicht besprechen möchte. Es sind das die *Azonaphtaline,* die *Dibenzcarbazole* und *Dibenzacridine.* Alle Stoffe dieser sechs Klassen lösen bei oraler Zufuhr Krebse innerer Organe aus.

Leiten sich diese sechs Klassen ab vom Anilin, so leitet sich eine zweite große Hauptgruppe chemischer Carcinogene ab vom *Benzol.* Während alle Anilinabkömmlinge mindestens ein Stickstoffatom enthalten, so sind alle Benzolderivate stickstofffrei. Sie bestehen nur aus Kohlenstoff und Wasserstoff, und da sie stets aus mehreren Benzolringen aufgebaut sind, werden sie als *die polyzyklischen Kohlenwasserstoffe* zusammengefaßt.

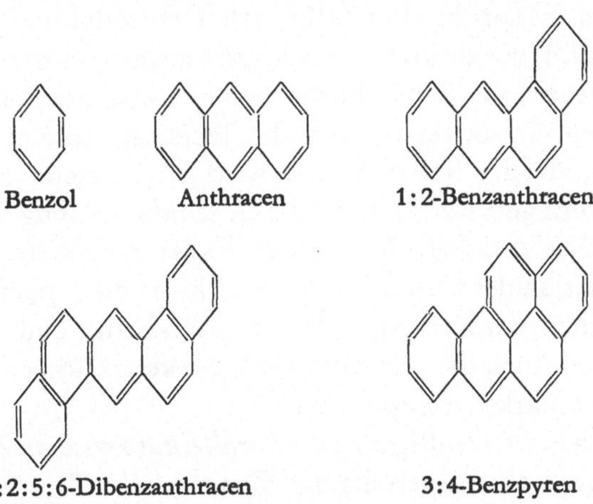

Ihre Muttersubstanz ist das *1:2-Benzanthracen.* Es ist selbst nur schwach carcinogen, dagegen gehören schon seine weiteren, einen neuen Ring tragenden Derivate, das *1:2:5:6-Dibenzanthracen* und das *3:4-Benzpyren* zu den stärkst carcinogenen Stoffen überhaupt. Sie erzeugen Krebs in jeglicher Form der Applikation, in jeglichem Organ und Gewebe, so gut wie bei jeder Tierart und schon in Dosen von 0,1 mg und im Durchschnitt nach 100 bis 120 Tagen in nahezu 100% der überlebenden Tiere.

Zu den Lieferanten carcinogener Kohlenwasserstoffe gehört fraglos auch der *Tabak*. Es ist daher sinngemäß, hier die Frage *Tabak und Krebs* kurz anzuschneiden. Wir alle sind Zeugen eines der größten Krebsexperimente der bisherigen Geschichte der Medizin, an dem wiederum viele Millionen Menschen beteiligt sind, das ist die ständig steigende Zunahme des Bronchialcarcinoms. Ich will mich nicht mit Versuchen aufhalten, den Anstieg mit der besseren Diagnostik u. a. zu erklären. Es gibt heute zahllose Sektionsstatistiken, dievöllig übereinstimmend zeigen, daß der Bronchialkrebs heute ca. 15mal häufiger ist als 1900 und in den meisten Statistiken ist er — mit Prozentziffern bis 28,5% aller Krebse — bereits an die zweite Stelle unter den Carcinomtodesfällen gerückt.

Es ist die Frage, was anzuschuldigen ist. Ganz bestimmt nicht das Nicotin. Es spricht alles dafür, daß Teerprodukte des Tabakrauches es sind, die als krebsbegünstigend angesehen werden müssen. Es ist leicht, aus Tabak durch trockene Destillation Tabakteer zu gewinnen. Tabakteer ist, wie alle Teerarten, carcinogen. Die Carcinogenität des Tabakrauches wird allein schon statistisch wahrscheinlich gemacht a) durch die *Gegenüberstellung von Rauchern und Nichtrauchern* hinsichtlich des Krebsbefalles, b) durch die Lokalisation der Carcinome bei Rauchern: die Lippen, Mund, Zunge, Rachen, der Kehlkopf (95% bei Rauchern!) und die Bronchien kennzeichnen die „*Rauchstraße*". Sie kennzeichnen zugleich den Weg der stärksten Exposition.

Aber noch beweiskräftiger ist die *Parallelität* zwischen *Zunahme des Bronchialkrebses* einerseits und *Zunahme des Zigarettenkonsums* andererseits. Während in Dresden-Friedrichstadt die Todesfälle bei Frauen seit 1893 nur innerhalb kleiner Grenzen schwanken, steigen die Bronchialcarcinome bei Männern ständig und steil an und dieser Anstieg geht dem durch die Zigarettensteuer leicht ermittelbaren Zigarettenkonsum völlig parallel (*Lickint*). Natürlich bekommt nicht jeder Raucher einen Bronchial-Krebs, aber jeder Bronchial-Krebs ist in 80—90% verdächtig darauf, daß ein Raucher ihn produziert hat. Neben Teerderivaten des Tabaks muß syncarcinogenetisch auch das *Arsen* angeschuldigt werden.

Alle Tabake enthalten Arsen, wenn auch in variabler Menge. Die Tabakpflanze selbst enthält kein Arsen. Das Arsen entstammt arsenhaltigen Schädlingsbekämpfungsmitteln. Man darf aber für die Bronchialkrebszunahme nicht nur das Arsen und die Rußpartikelchen und Teerstoffe des Tabaks beschuldigen. Vielmehr liefert für die Atemwege auch noch die *industrielle Anreicherung unserer Atemluft* mit allerlei chemischen und physikalischen Beimischungen weitere carcinogene Noxen. So ist es kein Zufall, daß im reich industrialisierten England der Bronchialkrebs fünfmal so häufig ist wie im ländlichen Norwegen, und daß in Deutschland Sachsen und Ruhrgebiet den höchsten Bronchialkrebsanfall aufweisen. Auch bei den verschiedenen Berufsklassen liefert die Quote an Lungenkrebs ein Spiegelbild ihrer Exposition gegenüber inhalierten Carcinogenen. Am günstigsten schneiden Landarbeiter und Gärtner ab, am ungünstigsten Straßenkehrer, Asphaltarbeiter, Gasarbeiter und Gasheizer. Ja, es gibt Arbeiterkategorien, bei denen der Lungenkrebs relativ so häufig ist, daß er ohne weiteres als entschädigungspflichtige Berufskrankheit anerkannt wird (z. B. bei Asbest-, Chromat- und Urangrubenarbeitern u. a. m.). In begründetem Verdacht, zum carcinogenen Spektrum inhalierter Carcinogene zu gehören, stehen noch Rückstände von Schwerkraftstoffen, feinstzerstäubte Mineralöle, Gase aus festen Brennstoffen und insbesondere Rauch- und Rußpartikelchen. In 100m³ atmosphärischer Luft von 8 englischen Großstädten hat man bis zu 32,8 mg Benzpyren nachgewiesen!

Und damit kehren wir nach der Abschweifung über den Bronchialkrebs wieder zu den carcinogenen Kohlenwasserstoffen des Teers zurück.

Während Anilinderivate, wie z. B. die Azofarbstoffe, überhaupt keine Beziehungen zu organischen Stoffen der Lebewesen besitzen, muß bei den stickstoffreien Benzolabkömmlingen, vor allem bei gewissen polycyclischen Kohlenwasserstoffen, mit der Möglichkeit einer Entstehung im lebenden Organismus selbst gerechnet werden.

Lagert man nämlich an das bereits erwähnte 1:2-Benzanthrazen einen Fünferring an, so resultiert *Cholanthren*, ein selbst sehr schwach carcinogener Stoff. Wird nun dieses Cholanthren methyliert, so entsteht das bis heute stärkst carcinogene *Methylcholanthren*. Und dieser Kohlenwasserstoff ist chemisch-strukturell den tierischen und menschlichen Gallensäuren und dem Cholesterin nahe verwandt.

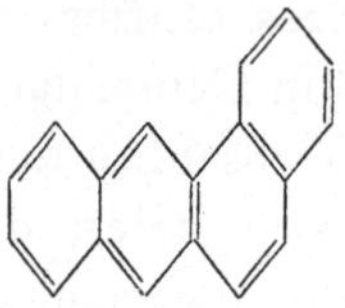

1:2-Benzanthracen 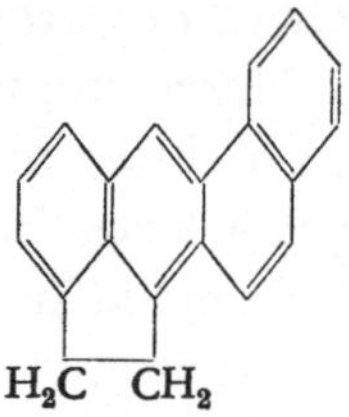   Cholanthren 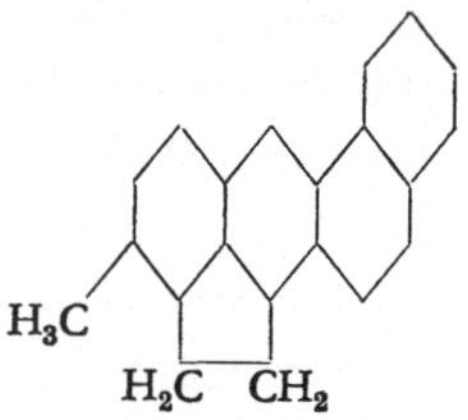   Methylcholanthren

Aus diesem Tatbestand ergab sich natürlich die Frage, ob solche carcinogene Kohlenwasserstoffe vielleicht im Organismus selbst entstehen könnten.

Diese Befürchtung wurde genährt, als es *Wieland* in Heidelberg und *Cook* in London gelang, Gallensäuren und zwar die physiologische Desoxycholsäure auf dem Wege über mehrere biochemische Zwischenstufen im Reagenzglas in Methylcholanthren umzuwandeln. Seitdem muß man mit der Möglichkeit rechnen, daß auch beim Menschen z. B. durch Stauung von Exkreten oder durch Störungen im Sterinhaushalt, solche carcinogenen Kohlenwasserstoffe im Organismus selbst entstehen. Immerhin ist es bemerkenswert, daß die in verschiedenen Ländern darauf gerichteten Versuche, krebserzeugende Stoffe im Körper selbst nachzuweisen, bis jetzt fehlgeschlagen sind.

Überhaupt darf bei dieser Gelegenheit eingeflochten werden, daß körpereigene carcinogene Stoffe bislang nicht bekannt geworden sind. Wohl standen die Hormone eine Zeitlang im Verdacht, daß sie krebsauslösend wirken könnten. Es hat sich aber inzwischen herausgestellt, daß sie nur indirekt krebsbegünstigend zu wirken vermögen, wenn sie im Übermaß angewandt Gewebsproliferationen in Gang setzen, die ihrerseits dann die Wahrscheinlichkeit einer krebsigen Umwandlung von Geweben erhöhen. Endogene Krebsnoxen sind bis heute unbekannt.

Stellen wir nun das Problem der Krebse durch jene exogenen Anilin- und Benzolderivate hinein in die allgemeine Geschwulstlehre, so wird klar, daß es sich durchweg um organische oder, richtiger ausgedrückt, um *Kohlenstoffverbindungen* handelt. Die Chemie lehrt uns nun, daß es heute über 600 000 Kohlenstoffverbindungen gibt, von denen die große Mehrzahl nicht natürlichen Ursprungs, sondern im Laboratorium künstlich erzeugt worden ist. Was wir als beunruhigend empfinden, ist die Tatsache, daß diese gewaltigen Summen künstlicher organischer Verbindungen eine große Zahl von Substanzen ergeben, die als potentiell carcinogen sich erwiesen haben. Die Mehrzahl aber ist auf ihre krebserregende Wirkung überhaupt noch nicht untersucht.

Aber nicht nur chemisch, auch durch *physikalische Noxen* kann Krebs erzeugt werden. Wegweiser sind auch hier die *Berufskrebse* beim Menschen. Bekannt ist der Lichtkrebs der Ackerbauer und Seefahrer ausschließlich an den lichtexponierten Stellen und nach jahrzehntelanger Einwirkung ultravioletter Strahlen. Sie alle kennen weiterhin den Röntgenkrebs bei Strahlentherapeuten, maßgebend abhängig von der Strahlenquantität, also von der Dosis in r-Einheiten. Auch vom Radium sind Berufskrebse nach therapeutischer Radiumanwendung bekannt. Auch experimentell sind mit Radiumsalzen Krebse verschiedener Organe und Gewebe erzeugt worden.

Wieder werden Sie fragen, wie weist man *physikalische Berufskrebse krebsstatistisch* nach? Wie ein Experiment großen Ausmaßes wirkt der Berufskrebs durch Radiumemanation, der *Lungenkrebs* der Schneeberger und Joachimsthaler *Radiumgrubenarbeiter*. Bei 362 Nichtbergleuten von Schneeberg fand man bei der Obduktion keinen, bei 154 obduzierten Bergleuten in 62%

Lungenkrebs, also zwei alternative Vergleichsreihen von wahrhaft experimenteller Beweiskraft!

Tragisch sind ferner die Knochensarkome bei *Leuchtzifferblattmalerinnen* durch Radiothorsalze, eingebracht in den Körper durch Anfeuchten der Pinsel mit den Lippen, also wiederum peroral. Die Salze werden im Knochenmark gespeichert und lösen dort Knochensarkome, oft multiple aus. Mit Mesothorium haben wir selbst ein monströses Spindelzellsarkom des Femur erzielt, und zwar bei einem Meerschweinchen, Tiere die so gut wie nie spontan an Krebs erkranken.

Zusammenfassend kann man sagen: *Alle Strahlen mit Wellenlängen kürzer als das sichtbare Licht erzeugen Krebs* und liefern Krebsarten, die den beim Menschen „spontan" entstandenen vollkommen gleichen.

Halten wir einen Augenblick inne! Wir sprachen von drei Möglichkeiten der Krebsverursachung: erblich, exogen erworben oder Produkt aus Anlage *und* Umwelt. Ein lehrreiches Beispiel für das Zusammenwirken von *Anlage und Umwelt* liefert wieder der Mensch mit dem *Xeroderma pigmentosum.* Hier handelt es sich wirklich um eine recessive Erbanlage und im Effekt wirklich stets um Krebs, um Krebs der Haut. Und doch ist auch diese scheinbar so sinnfällige Krebsanlage durchaus keine Anlage spezifisch für Krebs. Der Erbfaktor bedingt lediglich eine unspezifische Überempfindlichkeit der Haut, aber gegenüber allen möglichen exogenen Einwirkungen. Daß unter den vielen möglichen Noxen letzten Endes das ultraviolette Licht entscheidet, erweist die Tatsache, daß auch hier der Krebs nur an den belichteten Stellen (Gesicht, Hals, Hände) entsteht. Also selbst in diesem extremen Fall ist die Erbanlage nicht auf den Krebs ausgerichtet, sondern nur eine Erbanlage für eine krebsunspezifische Überempfindlichkeit. Nicht wegdenkbar ist auch hier die exogene Krebsnoxe der Ultraviolettstrahlen.

Wie ausschlaggebend diese exogenen Krebsnoxen sind, haben wir an jenen chemischen Carcinogenen gesehen, die in γ-Werten jedes Gewebe, jedes Organ, jede Tierart und jedes bis zu 100%

der überlebenden Tiere zu cancerisieren vermögen, ganz gleichgültig, wie es um seine genotypische Konstitution bestellt ist.
Entscheidend für die große Vielgestaltigkeit der Krebsformen ist also die große Vielgestaltigkeit der exogenen Krebsnoxen.

Was aber ist der Generalnenner, auf den bei aller Vielgestaltigkeit der kausalen Noxen der formal schließlich einheitliche Effekt
Krebs zu bringen ist? Welcher Naturvorgang ist es, der unter
Einwirkung jener Noxen eine Körperzelle zwingt, sich in eine
Krebszelle umzuwandeln? Mit anderen Worten: Wir fragen nach
einer befriedigenden *Theorie der Krebsentstehung.*
Über den Vorgang der Krebsumwandlung können wir unbestreitbar folgendes aussagen: Es muß ein Vorgang sein, der a) die
Zelle selbst, ihren Teilungsapparat und viele ihrer Funktionen
intakt läßt, der aber b) zu einem Minus an Differenzierung und
damit zugleich zu einer Enthemmung ihrer Wachstumsenergie
führt und der c) irreversibel ist.
Unsere Modellvorstellung der Krebsumwandlung ist kurz
folgende: Die Krebsentstehung unterliegt dem Alles-oder-Nichts-
Gesetz, d. h. sie tritt entweder ganz ein oder sie tritt gar nicht
ein. Sie folgt damit nicht einfachen kausalen Gesetzen nach Art
von einfacher Ursache und notwendiger Wirkung, sondern sie
folgt statistischen, d. h. immer nur mit einer gewissen Wahrscheinlichkeit eintretenden Gesetzen. Bei der intracellulären Absorption, z. B. eines Benzpyrenmoleküls, oder bei der Ionisation durch
Röntgen tritt die Krebsumwandlung nicht ein als die Wirkung
einer Summation, sondern — vergleichbar einem Schrotschuß
auf eine Scheibe — als Effekt eines Treffers auf ein ganz bestimmtes intracelluläres Areal, auf einen Treffbezirk, von dem wir
a posteriori annehmen dürfen, daß er das Regulationszentrum
der Zelle enthält. Ein solcher Treffer, gewissermaßen der Schuß
ins Schwarze, ins Regulationszentrum, kann dieses Areal zerstören und die Zelle dadurch töten. Tut er das aber nicht, so kann
die absorbierte oder eingestrahlte Energie eine bleibende Ände-

rung eben jenes Regulationszentrums und damit eine Änderung im Wachstumsmechanismus der Zelle bewirken.

Jede Änderung im Erbgefüge einer Zelle, die dann von nun an notwendigerweise auf die Tochterzellen weiter vererbbar wird, jede Änderung im Erbgut einer Zelle, auch einer somatischen Zelle, nennt nun der Biologe eine Mutation. So läuft denn die *Mutationstheorie der Geschwulstentstehung* darauf hinaus, daß unter der Einwirkung der verschiedensten carcinogenen Noxen immer diejenige celluläre Erbstruktur, die die Differenzierung und das Wachstumstempo der Zelle reguliert, abgeändert wird oder, wie wir biologisch sagen, mutiert. Da der Begriff der Mutation wenig anschaulich ist, darf ich vielleicht ein Bild gebrauchen. Das normale Zellwachstum ist vergleichbar der Regulation an sich gleicher Uhren durch ihre Perpendikel. Ändern wir nun ein Perpendikel einer Uhr irgendwie in seiner Masse, nehmen wir z. B. ein Stück desselben weg, so legt das betreffende Uhrwerk sofort los, und zwar weit schneller als die Geschwisteruhren mit gleichem Uhrwerk.

Der Übergang einer Körperzelle in eine Krebszelle wäre danach unbeschadet der Vielgestaltigkeit kausaler Noxen formal einheitlich und identisch mit einer Mutation somatischer Zellen im Bereich ihrer wachstumsregulierenden Erbstrukturen. Dieser biologische Vorgang der somatischen Mutation macht es verständlich, daß die Krebszellen von nun an eine „neue Zellrasse" darstellen, daß sie von den Mutterzellen für immer genetisch verschieden sind und daß sie sich nicht mehr in die geschwisterliche Ordnung einfügen und so nach eigenen Gesetzen egoistisch und damit zerstörerisch wachsen und wuchern.

Was so sehr für die Mutationstheorie wirbt, ist ihre lückenlose *Erklärungskraft*. Sie macht uns verständlich, daß die Krebsentstehung, wie ich schon 1928 betont habe, in strenger Abhängigkeit von Dosis und Zeit erfolgt. Sie erklärt die Plötzlichkeit des Auftretens, die Irreversibilität des Vorganges, die Metastasenbildung durch verschleppte, die Rezidivbildung durch zurückgelassene Krebszellen — die Zellen nehmen ja ihr verändertes

Erbgut mit —, sie erklärt die Krebsentstehung durch Stoffe und Strahlungen, die in Keimzellen Mutationen machen und umgekehrt die Mutationsauslösung durch cancerogene Stoffe.

Es bleibt uns noch, das *Fazit* aus allem, was wir über Krebsverursachung und über die Mutationstheorie der Geschwulstentstehung sagten, für die Grundtatsachen der Krebsstatistik zu ziehen.

Ich glaube, wir haben damit den Punkt erreicht, an dem es angezeigt erscheint, den *Mr. X. zu demaskieren* und die in unseren Rechnungen eingeführte *Unbekannte X.* wieder zu *eliminieren.*

Längst ist Ihnen klar geworden, daß dieser Mr. X. nichts anderes ist als der Mensch selbst! Nicht ein einzelner Mensch, nicht ein fiktives Individuum, sondern der Mensch als *Kollektiv* oder sagen wir die Menschheit mit ihren Eigentümlichkeiten der modernen Zivilisation.

Der Mensch selbst macht den Menschen zum Versuchsobjekt, millionen- und hundertmillionenfach. Alle bisher bekannten Krebsursachen sind zunächst ausnahmslos an Menschen selbst gefunden. Das Tierexperiment hat sie vertieft, analysiert und naturwissenschaftlich fundiert. Es ist, wie die andere Seite einer Münze, nicht wegdenkbar.

Aber ebensowenig wegdenkbar ist die Kehrseite, die Morphologie am Menschen, die Krebsklinik als Summe aller empirischen Beobachtungen und die Krebsstatistik. Übersehen wir nicht, daß die Grundtatsachen der Krebsstatistik, die Krebshäufigkeit, Krebszunahme, der Steilanstieg mit dem Alter, der verschiedene Befall der beiden Geschlechter bei geschlechtsunabhängigen Organen, der verschiedene Befall der verschiedenen Organe und Gewebe, dem Tierexperiment für die Analyse verschlossen und *nur am Menschen erklärbar* sind.

Und so lassen Sie mich denn diesen Abschnitt abschließen mit den *Grundtatsachen* des Krebsvorkommens, soweit wir sie heute *analysieren* können.

Zieht man aus allem, was wir hörten, das *Fazit*, so wird klar: der menschliche Krebs verdankt seine *Entstehung* und seine *Häufigkeit* inneren, aber noch wenig erforschten körpereigenen und hundertfältig erwiesenen körperfremden äußeren Noxen.

Die *Zunahme* des Krebses in den letzten 70 Jahren hat ihre Ursachen a) in der Verlängerung der Lebensdauer des Menschen auf heute durchschnittlich 67 Jahre, b) in der Zunahme der Krebsnoxen in unserem Zeitalter der Industrialisierung mit ihrer fortschreitenden Technik und sich ausbreitenden Chemisierung.

Was für Noxen in Zukunft auch noch gefunden werden, heute schon ist der gemeinsame Nenner offenbar: gleichviel ob es sich um Kohle, Teer oder Pech, um Röntgen, Radium oder Radiothor handelt, alles sind Noxen, die körper- und naturfremd und dadurch umweltändernd für den Menschen sind. Noxen, die der Mensch Kräften verdankt, die er selbst entfesselte, Kräften aus dem Schoße der Erde, Kräften aus Strahlen, die in der Natur selbst nicht vorkommen, Kräften aus Stoffen, die er selbst synthetisierte. Alles Noxen, für die der Mensch keinerlei Schutzinstinkte und keine Abwehrreaktionen besitzt.

So ist der Krebs im wesentlichen ein Tribut an die gewaltsam naturverändernde Technisierung unserer Umwelt und an die Chemisierung unserer Lebensbedingungen, vor allem seit der Jahrhundertwende.

Was nun den *Steilanstieg der Krebskurve im Alter* anlangt, so ist hier die Mutationstheorie die einzige Theorie, die ihn dahin erklärt, daß mit dem höheren Zellalter immer eine *höhere Mutabilität* Hand in Hand geht. Außerdem wird mit zunehmendem Alter immer häufiger das *Ende von Latenzperioden* zahlreicher Krebsnoxen erlebt, so daß die Wahrscheinlichkeit an Krebs zu erkranken im Alter progressiv ansteigen muß.

Der verschiedene *Befall beider Geschlechter* bei geschlechtsunabhängigen Organen — beim Mann 7mal häufiger Speiseröhren-, 10mal häufiger Bronchial- und 20mal häufiger Kehlkopfcarcinom — hat in der beim Mann vielfach stärkeren Exposition gegenüber Teerprodukten des Tabaks etc. seine Erklärung.

Der *Befall der verschiedenen Organe und Gewebe* (Magen 35% — Leber 0,1%) ist ein Spiegelbild gegenüber den mit der Nahrung oder sonstwie zugeführten Noxen.

Die neuen Erkenntnisse von der Krebsverursachung sind naturgemäß für die *Krebsbekämpfung* von grundlegender Bedeutung. Sie alle wissen: die ganze letzte Ära der Medizin — und die heutige bislang nicht minder! — lebt von der Vorstellung einer Krebsbekämpfung, die mit dem Kampf um die Früherkennung, Früherfassung und Frühbehandlung des Leidens beginnt und in der Krebsausrottung durch Operation oder Bestrahlung kulminiert. Sicherlich wird das auch noch für die weitere Zukunft für die erst einmal entstandenen Krebse so bleiben.

Gehen wir aber der bisherigen Krebsbekämpfung auf den Grund und fragen nach ihrer tatsächlichen Leistung, so müssen wir gestehen, daß bis heute alles in allem knappe 18% aller Krebskranken noch 5 Jahre rückfallfrei am Leben sind. Das bedeutet aber zugleich, daß 82% aller Krebsleiden auf längere Sicht ungeheilt bleiben.

Kein Zweifel, wir Ärzte müssen auch noch andere und *neue* Wege suchen. Es wäre utopisch, alle Hoffnungen auf die Technik der Therapie und auf die Technik der Propaganda zu setzen. Alle Fortschritte der Heilung hinken hinter den Fortschritten, die der Krebs selbst macht, ständig hinterdrein. Im Wettlauf zwischen seiner Bekämpfung und seiner Verursachung ist der Krebs immer weit vorne weg, ja, er vergrößert, vorläufig wenigstens, seinen Vorsprung immer noch weiter.

Ich glaube, wir Ärzte müssen vor uns selbst bekennen: Wirklichen Einhalt und einen Wiederabstieg der Carcinomkurve kann nicht die bloße Bekämpfung des entstandenen, sondern zusätzlich erst die Verhütung des drohenden Krebses erreichen.

Die der zweiten Hälfte unseres Jahrhunderts neugestellte Aufgabe ist die *Krebsverhütung,* vor allem durch Vermeidung seiner krebsauslösenden Noxen. Daß das nicht utopisch ist, hat die

Gewerbehygiene z. B. beim Anilinkrebs, bei den Knochensarko-
men der Leuchtzifferblattmalerinnen, aber auch sonst bei vielen
industriellen Berufskrebsen bewiesen. Aber auch die Berufskrebs-
verhütung wäre, am Ganzen gemessen, nur ein Tropfen auf den
heißen Stein.

Wo also anfangen? Nun, wenn wir das Wort „Krebsverhütung"
in den Mund nehmen, so sollten wir Ärzte bei uns selbst anfangen. Vom Arsenkrebs durch zu lange und zu hohe Arsen-
medikation war schon die Rede. Auch der Röntgenkrebs durch
Überdosierung oder durch Nichtbeseitigung eines Röntgenulcus
ist noch nicht ausgestorben. Die Thorotrastsarkome sind überhaupt erst im Kommen. Vorsicht ist weiterhin geboten mit den
Hormonen. Sie sind oft ein zweischneidiges Schwert. Beim männ-
lichen Klimakterium und bei der Prostatahypertrophie ist z. B.
Testosteron meines Erachtens kontraindiziert. Die Pathologen
belehren uns, daß in den Prostatae alter Männer zumindest Präcancerosen häufig sind. Diese nur kleinen Herde dürfen meines
Erachtens unter keinen Umständen durch Testosteron zur Krebsumwandlung gereizt werden.

Früherkennung, Früherfassung und Frühbehandlung des Krebses sind wichtig, noch wichtiger als die Früherfassung des Früh-
krebses ist die *Beseitigung des Vorkrebses*. Hier liegt auch einer
der Schwerpunkte der Gesundenuntersuchungen. In meinem Aufsatz im „Krebsarzt" habe ich eine Fülle von Beispielen solcher
heilbarer Präcancerosen erwähnt. Ich erinnere noch einmal an
die chronischen Ulcera, Fisteln, Dermatosen, Cervicitiden, an
die krebsprophylaktische Wirkung der Strumektomie. Auch bei
callösen Magengeschwüren ist die rechtzeitige Magenresektion
mit ihrer heute geringen Mortalität zahlenmäßig krebsverhütend
gegenüber der Wahrscheinlichkeit von 15% aller Magenkrebse,
die aus alten Geschwüren hervorgehen. Jedenfalls ist es eine Seltenheit, daß im erfolgreich operierten Ulcusmagen später noch
ein Carcinom entsteht. Die Weltkasuistik umfaßt noch nicht
100 Fälle. Was ist das gegenüber den hunderttausenden erfolg-
reichen Magenresektionen beim Geschwürsleiden?

Ähnliches gilt für die Cholecystektomie bei Cholelithiasis. Das Risiko eines Gallensteinträgers, einen Gallenblasenkrebs zu bekommen, beträgt auf lange Sicht 1 : 16, das Risiko der Cholecystektomie zur rechten Zeit höchstens 1 : 50. Der Chirurg steht also nicht nur in vorderster Linie der Bekämpfung des bereits entstandenen, sondern auch in vorderer Reihe der Verhütung drohenden Krebses.

Am ganzen Krebsgeschehen gemessen werden wir aber kaum je erhoffen können, die Krebszunahme stoppen oder gar einen Wiederabstieg der Krebskurve erzwingen zu können. Wo, so ist die Frage, ist der Haupthebel anzusetzen?

Wenn Krebs letzten Endes ein Reservat des Menschen ist, so nur deswegen, weil von allen Lebewesen einzig der Mensch imstande ist, die von der Natur gegebenen Lebensbedingungen mit Hilfe der Technik künstlich abzuändern.

Kein vernünftiger Mensch will und kann die *Technik ungeschehen* machen. Wer das wollte, übersieht zweierlei: 1. Die Technik ermöglicht Hunderten von Millionen Menschen das Leben, die sonst nicht leben würden, 2. Fortschritte der Technik sind mit daran schuld, daß wir durchschnittlich 25 Jahre länger leben als unsere Großeltern. Die Technik bejahen müssen, bedeutet aber noch nicht, die Hände in den Schoß legen gegenüber ihren offenkundigen Gefahren.

Manche Krebsnoxe wird vielleicht schwinden, wenn sich die Menschheit der Zukunft von den heutigen Energiequellen, wie Steinkohle, Braunkohle, Erdöl, Uran, Thorium, nach Erschöpfung derselben abwenden und neuen weniger krebsgefährlichen Energiequellen, wie Wind, Wasserbewegung, Wasserwärme, Sonnenbestrahlung usw., zuwenden muß. Auch in der Welt der Pharmaca wird es vielleicht weniger carcinogen zugehen, wenn immer mehr Stoffe, wie das Penicillin und andere Antibiotika, die nur unter Mithilfe lebender Organismen synthetisiert werden können, erzeugt werden.

Alle diese Dinge sind wichtig, aber nicht entscheidend. Maßgebend sind die täglichen und stündlichen Lebensbedingungen, unser Lebensraum, seine technische Umgestaltung und seine fortschreitende Denaturierung.

Erst auf dem Umwege über den Lungenkrebs ist uns so richtig klar geworden, daß für den Menschen die atmosphärische Luft, seine *Atemluft, Umweltfaktor Nr. 1* ist. Man kann Nahrung wochenlang, Wasser aber nur tagelang und die Atemluft noch nicht eine Minute entbehren. Es ist klar, diese unsere Atemluft ist nicht mehr dieselbe wie zur Zeit unserer Großväter. Der Steilanstieg aller Krebse der Atemwege seit der Jahrhundertwende zeigt, daß unsere atmosphärische Luft parallel mit der Zunahme des Tabakkonsums und parallel mit ihrer Anreicherung durch industrielle und technisch bedingte Beimischungen zugleich mit Carcinogenen vermischt wird, die Atemluft, die wir Atemzug für Atemzug jahraus und jahrein einatmen müssen.

Der zweite Umweltfaktor, auf den der Mensch gewaltigen Einfluß hat, das ist seine *Ernährung*. Ernährung ist gleichbedeutend mit Existenz. Übersehen wir nicht die Ausdruckskraft des deutschen Wortes „Lebensmittel", buchstäblich die Mittel zum Leben. Die Lebensmittel sind die wesentliche Grundlage unseres Energie- und Stoffumsatzes. Aller Stoffwechsel — ein großartiges deutsches Wort! — ist an ewige chemische Naturgesetze und Naturstoffe gebunden.

Diese Naturstoffe sind die Voraussetzungen unserer Existenz, sie sind aber zugleich die Hauptkrebsgefahr, wenn sie allzu sehr denaturiert sind. Denn wo greifen beim Menschen die meisten krebserzeugenden Noxen an? Kein Zweifel, am Magen-Darmkanal auf dem Wege über die Nahrung. So kann es kein Zufall sein, daß Menschen, die ihrem Nahrungsweg professionell viele Noxen zumuten müssen, wie Schankwirte und Kellner, eine um 84,2% höhere Krebssterblichkeit aufweisen als die sonstige Bevölkerung. Es kann auch kein Zufall sein, daß die gleichen Kellner und Wirte 25mal häufiger Krebs der Speiseröhre und 29mal häufiger Zungenkrebs bekommen als beispielsweise Geistliche. Es kann auch kein Zufall sein, daß der Magen-Darmkanal, ge-

172

wichtsmäßig noch nicht 2% unseres Körpers, über die Hälfte
aller krebsigen Geschwülste liefert, im Erwachsenenalter sogar
mehr als zwei Drittel.

Es kann noch weniger Zufall sein, daß dasjenige Organ, welches alle Schädlichkeiten zuerst aufnimmt und am längsten ver-
arbeitet, daß der Magen allein 35% aller Krebsgeschwülste auf-
weist, bei Männern jenseits von 40 Jahren sogar mehr als 50%.
Beim Magen kommt eben alles zusammen. Umgekehrt kann es
kein Zufall sein, daß bei den reisverzehrenden Völkern mit ihrer
zwar primitiven, aber nur wenig denaturierten Nahrung der
Magen nur 3,5% aller Krebse liefert. Der Magen-Darmkrebs
unserer Breiten ist ebenso ein Tribut an die Luxuskonsumption
wie an die Konsumption unkontrollierter chemischer Zusätze.

Was gibt es alles an chemischen Noxen der Feldbestellung, der
Düngung, der Lebensmittelverarbeitung, der Lagerung, der Kon-
servierung, der Zutaten und Zubereitung! Was alles an Noxen
der Bleichung, der künstlichen Färbung und der sonstigen Ver-
arbeitung der Nahrungs- und Genußmittel! Heute sind 842
chemische Verbindungen bekannt, die für Nahrungsmittel verwendet wurden oder werden. 704 sind in Gebrauch. Erst von
428 ist ihre Unschädlichkeit bewiesen. Hierbei sind die Genußmittel, z. B. die Teerprodukte aller Tabakwaren, noch nicht be-
rücksichtigt. Wer unterstützte sie nicht, die Forderung an Industrie und Gesetzgeber, daß nichts dem Menschen einverleibt wird,
was nicht in langdauerndem Versuch ausdrücklich auf krebserregende Wirkung untersucht ist, eine Prüfungspflicht, für die es
heute überhaupt noch keine Vorschriften, geschweige denn eine
Praxis gibt. Hier liegt die große Verantwortung der Wissenschaft.

Überblicken wir zum *Schluß* das Gesagte, so wird uns klar:
Krebs ist nicht ein Fatum der Vererbung, Krebs ist auch nicht
unabwendbares Schicksal, wie es früher Pest, Pocken oder Cho-
lera waren, Krebs ist nicht eine Krankheit, die den Menschen
irgendwie „anfliegt", Krebs ist vielmehr eine der Krankheiten,

die der Mensch dem Menschen selbst verdankt. Das Spektrum exogener Krebsursachen umfaßt heute an die 300 Noxen. Fast ausnahmslos handelt es sich um natur- und körperfremde physikalische und chemische Faktoren. Allesamt entstammen sie unserer Umwelt, der Umwelt einer technisierten und chemisierten Zeit.

Für das Eindringen exogener Krebsnoxen in den Organismus kennen wir fünf Wege. Davon spielen die direkte Einbringung von Carcinogenen in die Gewebe, die Einstrahlung kurzwelliger Energien und die Einbringung krebsauslösender Agentien in die äußere Haut praktisch nur eine geringe Rolle. Entscheidend sind die perorale Zufuhr in den Magendarmkanal und die Inhalation von Carcinogenen. Ihre Vermeidung würde das Krebsproblem in praxi zu mehr als zwei Drittel lösen. Nicht der Traum vom Kräutlein, das auch gegen den Krebs gewachsen sein muß, verspricht die Lösung des Krebsproblems; ein Wiederabstieg der Krebskurve kann nur erhofft werden durch eine allmähliche Reform der Denk- und Lebensgewohnheiten.

Dabei ist es klar, daß das Problem der Krebsverhütung durch Entseuchung unserer heutigen *Umwelt* von ihren vielgestaltigen Krebsnoxen nur ein Teilproblem darstellt, sobald man den Gesamtfragenkomplex der „*Dämonie der Technik*" (*Jaspers*[1]) ins Auge faßt.

Es würde den Rahmen eines Vortrages sprengen, wollte ich darauf eingehen, was große Geister, wie *Alfred Weber*, *Jaspers*, *Heiddeger*, *Ortega y Gasset* u. a. Umfassendes zu dem Thema gesagt haben.

Grundsätzlich gesehen ist Krebsgeschehen Lebensgeschehen, krankhaftes zwar, aber stets Reaktion der lebenden Substanz auf Agentien einer künstlich veränderten Umwelt. „Die Umwelt, die viel tausend Jahre lang Leib und Seele unserer Vorfahren geprägt hat, ist jetzt durch eine andere ersetzt. Eine stillschweigende Umwälzung ist da geschehen, fast ohne daß wir es bemerkt hätten. Dabei handelt es sich um eins der drastischsten Ereignisse

---

[1] *Jaspers, K.:* Vom Ursprung und Ziel der Geschichte. München 1949.

in der Geschichte der Menschheit. Jede Veränderung der Umwelt wirkt ja auf alle Lebewesen unvermeidlich als tiefgreifende Störung" (*A. Carrel*[1]).

Eine dieser tiefgreifenden Störungen kostet heute jedem sechsten Menschen sein Leben. Bedeutet das nun unbedingt pessimistischen Fatalismus? Keinesfalls! Die Dämonie der Technik ist zu überwinden. Sie „ist nur zu überwinden auf dem Wege, sie zu durchschauen ... Im Ganzen ist das Ereignis der Technik ... nicht nur Verhängnis, sondern Aufgabe" (*Jaspers*) — und zwar die größte, die der Medizin seit der Überwindung der großen Pestilenzen gestellt ist.

---

[1] *Carrel, A.:* Der Mensch, das unbekannte Wesen. Deutsche Übersetzung von *W. E. Süskind*, Stuttgart.

2.

Vortrag „Süddeutscher Rundfunk“, Sendereihe „Vom Atom zum Weltsystem“,
Sendung vom 9. 2. 1954.

Atom und Medizin.

In der bisherigen Sendereihe „Vom Atom zum Weltsystem“ hörten Sie[1] von den großen Fortschritten der modernen Atomphysik, vom Aufbau der Atome, ihrer natürlichen und künstlichen Umwandlung und insbesondere von den Strahlungen, die die Atome dabei aussenden.

Mein Vortrag über „Atom und Medizin“ dreht sich um die *Frage:* was vermögen die aus dem Inneren radioaktiver Atome ausstrahlenden Energien, wenn sie auf den lebenden, insbesondere auf den menschlichen Organismus auftreffen? Wie können wir sie für die medizinische Forschung, ferner für die Krankheitserkennung und Krankheitsbehandlung wirksam einsetzen? Und haben Strahlungen aus den Quellen der Atomumwandlung als „agens“ in ihrem Zusammenprall mit der Lebenssubstanz als „reagens“ vielleicht auch noch Auswirkungen für die Gesundheit des Menschengeschlechtes selbst?

1.

Wir fragen zunächst nach der Art der für die Medizin in Betracht kommenden Strahlenenergien. Von den vielerlei *Strahlen-*

---

[1] Vorausgegangen waren die Vorträge: 1. *W. Gerlach:* Einleitung. — 2. *O. Hahn:* Natürliche und künstliche Umwandlungen der Atome. — 3. *W. Bothe:* Strahlen der natürlichen und künstlichen Atomumwandlungen. — 4. *W. Heisenberg:* Elementarteile der Materie und 5. *K. Wirtz:* Atom und Technik. (Die Vorträge der Sendereihe erscheinen gesammelt im *Alfred Kröner Verlag* Stuttgart als Band von *Kröners Taschenausgabe.*)

arten radioaktiver Stoffe kommen für die Medizin hauptsächlich drei in Betracht:

a) die *Alpha-Strahlen,* oder besser gesagt, die Alpha-Teilchen. Bei ihnen handelt es sich, wie Sie hörten, um doppelt positiv geladene Atomkerne des Edelgases Helium. Sie werden aus natürlichen und künstlichen radioaktiven Atomen bei der Umwandlung ausgeschleudert.

Als Alphastrahler kommen für die Medizin in der Hauptsache die radioaktiven Elemente Radium und Thorium X in Betracht. Diese Alphateilchen haben eine geringe Reichweite, sie kommen infolgedessen weniger für die Krankheitsbehandlung als für die experimentelle Medizin in Betracht.

Sehr viel wichtiger sind b) die sog. *Beta-Strahlen.* Es sind dies negative Elektronen, also die Elementarteilchen der elektrischen Ladung, jedoch mit großer Bewegungsenergie, aber geringer Eindringtiefe, maximal bis 2 cm. Solche Beta-Strahlen werden von allen für den lebenden Organismus in Betracht kommenden radioaktiven Stoffen geliefert. Sie spielen in der Medizin eine große Rolle.

c) Die *Gamma-Strahlen* stellen eine Art von Licht dar. Sie sind sehr kurzwellig, kurzwelliger als die härtesten Röntgenstrahlen. Sie dringen daher in noch größere Tiefen ein als Röntgenstrahlen. Deshalb spielen sie besonders bei der Strahlenbehandlung von Krebsen eine große Rolle. Wegen ihrer großen Reichweite besitzen sie auch für den Nachweis radioaktiv gemachter tiefgelegener Herde als „Signalstrahlung" eine große Bedeutung. Wichtige Gammastrahler sind: radioaktives Kobalt, Radium, radioaktives Natrium und andere mehr.

2.

Ich komme zur Anwendung solcher Alpha-, Beta- und Gamma-Strahlen für Zwecke der *medizinischen Forschung.* Ich nehme gleich vorweg, die experimentelle und klinische Medizin zieht aus der Kernphysik, vor allem aus der Verwendung künstlich radioaktiv gemachter Atome, große Vorteile.

Worin liegt denn nun aus der Sicht der Medizin der Hauptunterschied zwischen natürlicher und künstlicher Radioaktivität?

Nun, die spontane Atomumwandlung betrifft nur schwere, im lebenden Organismus nicht vorkommende Atome, wie Uran, Thorium X etc. Dagegen betrifft die erzwungene, die künstliche, die induzierte Radioaktivität alle Elemente einschließlich auch der leichtesten, insbesondere einschließlich aller in lebenden Zellen vorkommenden Atome.

Nun sind die nicht stabilen radioaktiven Atome den entsprechenden stabilen Atomen chemisch völlig gleich. Der lebende Organismus besitzt kein Unterscheidungsvermögen zwischen stabilen chemischen Elementen und deren radioaktiven Isotopen. Bieten wir nun dem Organismus auf irgendeinem Wege radioaktive Atome an, so baut er sie in seine Lebenssubstanz ein, wie die entsprechenden gewöhnlichen chemischen Elemente. Während aber die gewöhnlichen chemischen Elemente physikalisch inaktiv sind, senden die radioaktiven Atome Beta- oder Gamma-Strahlen aus und verraten sich dadurch den physikalischen Nachweismethoden des Beobachters.

Auf dieser fundamentalen Tatsache, daß die radioaktiven Atome gleiche chemische Eigenschaften haben wie die entsprechenden Elemente, sich aber andererseits physikalisch an ihren Strahlungen nachweisen lassen, beruht die sog. *Tracer-* oder *Indikator-* oder *Spurensucher-Methode*. Sie setzt uns in den Stand, auch komplizierte Vorgänge im lebenden Organismus zu verfolgen, und zwar auf eine so einfache Art wie sie vergleichsweise keiner anderen Methode möglich ist.

Der grundlegende Unterschied gegenüber früher ist folgender: bis heute gibt es viele chemische Methoden, um selbst minimale Mengen eines Stoffes nachzuweisen. Aber Stoffmengen, selbst herunter bis zu Bruchteilen von Milligrammen, bestehen immer noch aus Billionen von Atomen. Mit der atomphysikalischen Tracermethode kann man jedoch herunter bis fast zu Einzelatomen alle Elemente nachweisen, wenn sie nur radioaktiv sind.

178

Da das Prinzip dieser Indikatormethode dem Laien schwer verständlich zu sein pflegt, darf ich vielleicht ein Bild und einen Vergleich gebrauchen: wenn wir einem Organismus einen radioaktiven Stoff zuführen, so ist es ähnlich, wie wenn wir in einen ganzen Waggon mit Backsteinen einen Backstein mit hineinbringen, den wir durch einen nicht für den Menschen, aber für einen Hund erkennbaren Duftstoff „markiert" haben. Es wird dann möglich, diesen einen sonst völlig gleichartigen Backstein durch einen Spürhund herauszufinden und die Spur dieses einen Backsteines über alle Zwischenwege zu verfolgen. Der Spürhund bei der Indikatormethode, das ist ein extrem empfindliches physikalisches Meßgerät.

Oder einen anderen Vergleich: ein in den Organismus eingebrachtes radioaktives Atom entspricht einem in eine Truppe eingeschmuggelten Spion. Ein solcher Spion unterscheidet sich in nichts von den anderen Soldaten, er macht alle Bewegungen und Handlungen der Truppe mit, signalisiert sie aber seinen Auftraggebern.

M. a. W. in den Organismus eingeführte radioaktive Atome sind für die Forschung Spionier-Atome. Signalempfänger und zugleich Wiedergabegerät für solche Spurensucher-Atome ist das *Müller-Geigersche Zählrohr*, ein überaus empfindliches Meßgerät, welches — durch Entladungsimpulse im Inneren des Rohres — einzelne Atomsplitter (Beta-Strahlen, Gamma-Quanten) nachzuweisen und zu registrieren gestattet.

Sind für den Atomphysiker radioaktive Stoffe selbst Untersuchungsobjekte, so werden sie für die Medizin zu einem Hilfsmittel der Forschung und vor allem das Mittel zu dem Zwecke, bestimmte Atome auf ihrem Wege durch den Organismus zu verfolgen, nachzuweisen und zu studieren. Da es heute viele Hunderte solcher radioaktiven Stoffe gibt, stehen der klinischen und experimentellen Medizin praktisch unbegrenzte neue Möglichkeiten offen.

Selbstverständlich hat man in der Medizin nicht an allen radioaktiven Atomen das gleiche Interesse. Vielmehr verwendet man für die Spurenuntersuchungen bevorzugt solche Isotope, die, wie z. B. Kohlenstoff, Phosphor, Schwefel, Natrium, Kalium, Calcium, Jod, Chlor, Eisen etc., beim Aufbau der lebenden Substanz eine besonders große Rolle spielen.

Und nun einige *konkrete Beispiele* über die Verwendung radioaktiver Stoffe in der Medizin! Sicher erwarten Sie von mir als Kliniker keine umfassende Darstellung der gesamten — nebenbei heute schon kaum übersehbaren — Weltliteratur. Lassen Sie mich vielmehr Beispiele aus den Arbeiten meiner eigenen Klinik wählen. Die direkte Nachbarschaft zum Max-Planck-Institut für Medizinische Forschung in Heidelberg und die Zusammenarbeit mit Herrn *Bothe* und seinen Schülern, die ich bei dieser Gelegenheit dankend rühmen möchte, kam uns hier sehr zugute.

Der Blutfarbstoff enthält bekanntlich Eisen. Man kann nun rote Blutkörperchen durch radioaktives Eisen, wie man zu sagen pflegt, „markieren", und kann dann mit dem *Geiger-Müller*schen Zählrohr nachkontrollieren, wie lange die roten Blutkörperchen z. B. nach einer Blutübertragung noch am Leben bleiben oder durch Zusatz einer Blutersatzflüssigkeit verdünnt werden.

Wir haben zusammen mit Herren vom *Bothe*schen Institut Untersuchungen darüber angestellt, inwieweit die sog. physiologische Kochsalzlösung als Blutersatzmittel nach Operationen fungiert. In die physiologische Kochsalzlösung wurde radioaktives Natrium eingebaut und auf diese Weise bei Versuchstieren Weg und Verbleib der Infusionslösung „markiert" und die örtliche Ablagerung und Konzentration mit dem Zählrohr registriert. Auf solche Weise konnten besonders für Magenoperationen wichtige Richtlinien gewonnen werden.

Andere Untersuchungen mit radioaktivem Natrium betrafen den peripheren Kreislauf. Setzt man an Arm und Bein ein kleines Depot radioaktiver physikalischer Kochsalzlösung und verfolgt dann sein Verschwinden mit dem *Geiger-Müller*schen Zählrohr, so lassen sich für die normale Durchblutung und für Störungen derselben mathematisch exakte Kurven erzielen. Auch die medi-

180

kamentöse Beeinflussung der Durchblutung ist auf diese Weise objektiv genau nachprüfbar.

Ein weiteres Beispiel: wir Chirurgen sind sehr daran interessiert zu wissen, wie es um das Blutvolumen eines Kranken bestellt ist. In Erweiterung einer Methodik von *Hevesy* ließ sich zeigen, daß sich das Blutvolumen mit Hilfe von radioaktiven Isotopen exakt bestimmen läßt. Man entnimmt der zu untersuchenden Person eine kleine Menge Blut, „markiert" die roten Blutkörperchen durch radioaktiven Phosphor und spritzt sodann eine genau bestimmte Menge dieses Blutes wieder ein. Man kann dann aus der Verdünnung der markierten roten Blutkörperchen bindende Rückschlüsse auf das Blutvolumen ziehen.

Wir haben auf diese Weise z. B. den Blutverlust bei großen Operationen fast auf den Kubikzentimeter genau bestimmen können, um ihn dann gewissermaßen Tropfen um Tropfen durch Blutkonserven wieder zu ersetzen. Vor allem bei Kranken mit Krebsen des Verdauungstraktes fanden wir unerwartet große Defizite des Blutvolumens, bis zu mehr als 40%! Es bedarf keiner langen Worte, daß es für derartige Kranke wichtig ist, solche latente Schockzustände noch vor großen Operationen, vor allem durch Blutübertragungen, völlig auszugleichen. Umgekehrt haben wir z. B. bei nierenbedingtem Hochdruck gesehen, daß die Betreffenden nicht nur vollblütig sind, sondern eine enorme Vermehrung des Blutvolumens aufweisen.

Kurzum, in den Organismus eingeführte radioaktive Atome sind ein hervorragendes Hilfsmittel, um uns über Durchblutung von Organen, über Kreislauf, Blutvolumen, selbstverständlich auch über Stoffwechselvorgänge und dgl. aufzuklären.

Noch ein letztes Beispiel, um zugleich neben dem Geiger-Müllerschen Zählrohr noch eine zweite physikalische Methodik zum Nachweis radioaktiver Stoffe im Gewebe aufzuzeigen, die sog. *Autoradiographie.* Wie das Wort besagt, handelt es sich darum, radioaktive Substanzen in dünnen Gewebeschnitten durch ihre Strahlungen sich auf einen Film gewissermaßen selbst photographisch abzeichnen zu lassen, sobald man den Film entwickelt.

Der Film gibt dann die Verteilung der radioaktiven Stoffe in dem Gewebe naturgetreu wieder. Zudem läßt sich die Verteilung der Stoffe exakt messen und berechnen.

Besonders eindrucksvoll sind Autoradiographien von dünnen Knochenschliffen. Im Knochenstoffwechsel spielen bekanntlich Calcium und Phosphor die Hauptrolle. Mit radioaktiven Isotopen dieser Elemente haben wir ausgedehnte Untersuchungen über die normale und gestörte Knochenbruchheilung, ferner über die Einheilung frischer und konservierter Knochenüberpflanzungen angestellt. Es hat sich dabei gezeigt, daß man über den Ein- und Umbau der Knochensalze, über ihre Verteilung, über den zeitlichen Ablauf und über den späteren Wiederabbau ungemein eindrucksvolle Dokumente dieser Lebensvorgänge gewinnen kann, Dokumente, die die Strahlungen der Atome gewissermaßen selbst völlig naturgetreu, objektiv und unwiderleglich niedergeschrieben haben.

Die wenigen Beispiele haben Ihnen, so hoffe ich, gezeigt: die radioaktiven Stoffe haben der medizinischen Forschung, insbesondere dem Experiment, bis dahin ungeahnte und völlig neuartige Möglichkeiten eröffnet.

3.

Aber sicher verstehen Sie: der Kliniker möchte natürlich eine solche — fast hätte ich gesagt, beinahe kriminalistische — Spürhundmethodik auch für die Aufspürung von Krankheiten, also für die Krankheitserkennung ausnützen. Ich komme damit zu den *radioaktiven Stoffen* in ihrer Bedeutung für die *klinische Diagnostik*.

Wieder einige Beispiele aus eigenen Beobachtungen: bieten wir der Schilddrüse radioaktives Jod an, so nimmt im gleichen Zeitraum der Basedowkropf bis zu 90%, die normale Schilddrüse nur bis 35% und die krebsige Schilddrüse noch nicht 5% der dargebotenen Jodmenge an. Es leuchtet ein, wir können aus der Speicherung des Radiojods diagnostisch und zahlenmäßig bindende Rückschlüsse auf die Schilddrüsenfunktion ziehen.

Oder ein anderes Beispiel: Wir können das Blutplasma mit radioaktivem Natrium „markieren" und seine Radioaktivität dazu benutzen, die Kreislaufzeit, die Blutstörung, die Organdurchblutung oder unter krankhaften Zuständen beginnendes Herzversagen oder das Kreislaufversagen beim Schock diagnostisch zu erfassen.

Den Chirurgen interessieren natürlich vor allem die radioaktiven Indikatoren im Dienste der *Krebsdiagnostik*. Einer meiner Mitarbeiter fand, daß sich Hirngeschwülste dadurch „anfärben" lassen, daß man dem Organismus einen Farbstoff, das Malaria-Heilmittel Atebrin, einspritzt. Hirngeschwülste leuchten dann im ultravioletten Licht auf und zeichnen sich gegenüber der Umgebung ab. Macht man einen anderen Farbstoff, das Fluorescein, mit Radiojod radioaktiv, so kann man gewisse Hirngeschwülste selektiv anfärben, sie dann aber durch die von ihnen ausgehende Strahlung schon vor der Operation genau lokalisieren.

Da sich in vielen Hirngeschwülsten radioaktiver Phosphor vermehrt speichert, hat man ihn dazu benutzt, nun auch tief gelegene Hirngeschwülste durch Tiefenpunktionen in Verbindung mit besonderen Meßgeräten genau zu lokalisieren. Spezialisten dieser Methode haben es bis zu 96% Treffsicherheit gebracht.

Besonders interessant erscheint in diesem Zusammenhang das radioaktive Kalium, welches im Gegensatz zum radioaktiven Phosphor eine so energische Gammastrahlung aussendet, daß man Kalium speichernde Hirngeschwülste sogar durch den geschlossenen Hirnschädel und durch die Kopfschwarte hindurch nachweisen und lokalisieren kann.

Der diagnostische Idealfall liegt vor beim Schilddrüsenkrebs und seinen Krebssiedlungen. Es genügen kleine Mengen radioaktiven Jods, um an den Metastasen die Jodspeicherung und damit die Schilddrüsenherkunft mit dem Zählrohr nachzuweisen und evtl. auch bisher noch unbekannte Krebssiedlungen, beispielsweise im Knochen, genau zu lokalisieren. In Fällen noch unklarer klinischer und röntgenologischer Diagnose kann diese zugleich biochemische *und* biophysikalische Untersuchung jeder anderen weit überlegen sein.

Natürlich stehen wir mit den diagnostischen Erfahrungen noch in den Anfängen, aber der prinzipielle Fortschritt ist schon heute evident.

4.

Am meisten interessiert den Laien natürlich die *therapeutische Anwendung der Radioaktivität*, vor allem bei Krebserkrankungen.

Sie haben im Vortrage *Hahn* gehört, daß die Strahlungsstärken der künstlichen Elemente, wie sie aus den Uranbrennern gewonnen werden, den Strahlungen von vielen Tonnen reinen Radiums entsprechen. Da ein Gramm metallisches Radium über DM 400000 kostet, liegt natürlich der Schluß nahe, daß die vielen bei der Herstellung z. B. von Plutonium, dem Material der ersten Atombombe, anfallenden Abfallprodukte die Krebsbehandlung mit radioaktiven Stoffen außerordentlich verbilligen und vereinfachen müßten. Das ist in der Tat der Fall, doch nicht in dem Umfange, wie der Laie gewöhnlich glaubt.

Bei der Verwendung der Radioaktivität für therapeutische Zwecke muß man zunächst unterscheiden zwischen der rein örtlichen Anwendung am Sitze der Geschwulst selbst und der Fernbehandlung, auch für Krebsabsiedlungen.

Bei der *örtlichen Anwendung* radioaktiver Substanzen wird entweder, z. B. bei Haut- oder Lidkrebsen, eine Kontaktbestrahlung angewandt oder es werden Geschwülste mit radioaktiven Nadeln, z. B. von Kobalt oder Radium, gespickt oder sie werden — in fester oder flüssiger Form — direkt in die Zerfallshöhlen solcher Geschwülste, wie beim Gebärmutterkrebs oder beim Speiseröhrenkrebs, eingelegt oder in geeigneten Behältern direkt in die Hohlorgane des Körpers, z. B. bei Harnblasenkrebsen, eingebracht. Alle diese Methoden sind schon vom Radium her erprobt und bewährt.

Völlig neu ist die zweite Form der Anwendung, die sog. *Selektiv- oder Fernbestrahlung*. Wir wählen hierzu dasjenige radioaktive Element, von dem wir wissen, daß es von dem betreffenden

184

Organ spezifisch gespeichert wird. Wir nutzen also gewissermaßen die Raffgier eines Organs für einen bestimmten Stoff dahin aus, daß wir durch den gleichen Stoff — nur radioaktiv gemacht — die tödlichen Strahlungsenergien einschmuggeln und so eine innere Bestrahlung im krebskranken Organ selbst bewirken.

Das Musterbeispiel hierfür ist wieder der *Schilddrüsenkrebs*, den wir von allem Anfang an, seit radioaktive Präparate aus England beziehbar sind, mit radioaktivem Jod in einer großen Zahl von Fällen behandelten.

Dadurch, daß die Schilddrüse Jod speichert und das zugeführte Jod zu mehr als 80% an sich reißt, verwenden wir also strahlende Energien buchstäblich aus dem Innersten der Materie und lassen sie vom Innersten der Zellen aus sich auswirken.

Eine solche Selektivbestrahlung mit Isotopen hat gegenüber der Röntgenbestrahlung grundsätzliche Vorteile. Mit Röntgen-Strahlen können wir nur dahin zielen, wo wir die Geschwulst wissen oder vermuten, mit radioaktivem Jod dagegen treffen wir auch Kropfkrebsabsiedlungen, die noch mit keinem Mittel nachweisbar sind. Wir treffen sie nicht, indem wir auf sie „zielen", sondern wir treffen sie, weil sie die Geschosse der Strahlen selbst auf sich lenken.

Wenn der Prozentsatz der durch Radio-Jod gebesserten oder geheilten Schilddrüsenkrebse noch unbefriedigend ist, so liegt das nicht an der Methode, sondern nur daran, daß viele Kropfkrebse schon so stark entartet sind, daß sie kein Jod mehr zu speichern vermögen. Die auf Radiojod positiv reagierenden Fälle stellen andererseits einen wahrhaften Triumph biophysikalischer Krebsfernbehandlung dar.

5.

Eine Übersicht „Atom und Medizin" wäre unvollständig, würde der Arzt — und gerade der Arzt — nicht auf *mögliche Schäden der Radioaktivität für den Menschen* hinweisen.

Ich spreche nicht von dem Schreckgespenst der Selbstvernichtung des Menschengeschlechtes durch einen Atombombenkrieg oder gar von der Zerstörung unseres Planeten selbst. Ich spreche auch nicht von den erhofften Segnungen der Energiegewinnung für friedliche Zwecke. Ich fühle mich aber aus der Not des Wissens und aus der Gewissensnot des Arztes heraus verpflichtet, auf einige negative Perspektiven hinzuweisen. Die Atombombenexplosionen dienen nicht nur der Massenvernichtung von Menschen, sondern zeitigen auch für die Überlebenden im weiten Explosionsbereich große Gefahren. Sehen wir von den schweren Verbrennungen, Schockzuständen, nachfolgenden Blutschäden usw. ganz ab, so müssen vor allem die *radioaktiven Rückwirkungen auf die Keimdrüsen* und damit auf das Erbgut der Menschen in Rechnung gestellt werden. Die Strahlungsenergien sind dasjenige Mittel, mit dem der Vererbungsforscher im Tierexperiment am sichersten Änderungen im Erbgut, also sog. *Mutationen*, erzeugt, oder richtiger ausgedrückt: eine um mehr als tausendfache Steigerung der „spontanen" Mutationsrate erzielt. Diese strahleninduzierten Mutationen sind so gut wie durchweg krankhafter Art und sie haben noch die besondere Tücke, daß sie sich, wenn es sich um sog. rezessive Mutationen handelt, erst nach Generationen manifestieren. Was aber im Tierexperiment erwiesen ist, gilt ebenso sicher für den Menschen. Je stärker eine radioaktive Einwirkung aus Atombombenexplosionen auf große Teile einer Bevölkerung ist, um so sicherer ist eine spätere Verschlechterung des Gesamterbgutes des betreffenden Volkes.

Nun beschränkt sich die Wirkung einer Atombombe durchaus nicht auf den Umkreis ihrer Explosion. Wir müssen vielmehr auf der ganzen Erde mit einer radioaktiven Verseuchung unserer Atmosphäre durch Atombombenexplosionen rechnen. Die Heidelberger Physiker *Haxel* und *Schumann* registrierten seit längerem auf dem Königstuhl den Gehalt der atmosphärischen Luft an radioaktiven Teilchen. In diesen Registrierungen läßt sich jede Atombomben-Explosion, gleichviel, wo sie stattfindet, nachweisen, da die dabei gebildeten radioaktiven Spaltprodukte durch die

Luftströmungen weithin verfrachtet und schließlich unter langsamem Absinken auf den Boden über die ganze Erde verteilt werden. Mag auch die Verdünnung außerordentlich groß sein, so bereiten doch gehäufte Explosionen dieser Art eine langsame Verseuchung der Erdatmosphäre mit radioaktiven Spaltprodukten vor.

Ein dritter Nachteil der *Radioaktivität* besteht darin, daß ihre Strahlungen unter bestimmten Voraussetzungen *krebserzeugend* wirken. Die Medizin liefert hierfür drastische und tragische Beweise.

Jahrhunderte alt ist das Beispiel krebserzeugender radioaktiver Strahlung bei den Bergleuten in den Urangruben von Schneeberg und Joachimstal im Erzgebirge. Man weiß heute, daß die Lungenkrebse dieser Bergarbeiter auf die Einatmung radioaktiven Staubs in der Grubenluft zurückzuführen sind. Die ursprünglich rein klinischen Beobachtungen kommen nach ihrem Erkenntniswert — und naturwissenschaftlich kommt es immer auf den Erkenntniswert allein an! — einem planmäßigen naturwissenschaftlichen Experiment gleich. Bei 362 Nichtbergleuten von Schneeberg fand man bei der Obduktion keinen einzigen Lungenkrebs. Bei 145 obduzierten Bergleuten in 62% Lungenkrebs als Todesursache. Eine menschlich erschütternde Zahlengegenüberstellung, naturwissenschaftlich eine Warnung vor der Einatmung radioaktiver Stoffe!

Aber auch auf dem Wege über den Magen-Darmkanal können radioaktive Stoffe in den Organismus gelangen. Die erste traurige Erfahrung rührt von Leuchtzifferblatt-Malerinnen her. Diese Arbeiterinnen pflegten, solange man den Kausalzusammenhang nicht kannte, beim Auftragen der radioaktiven Leuchtfarben ihre feinen Pinsel an den Lippen anzufeuchten. Die dabei eingebrachten Radiothorsalze werden spezifisch im Knochenmark gespeichert und erzeugen dort Knochensarkome, oft genug sogar in der Vielzahl. Ich brauche wohl nicht zu sagen, daß man diese Schäden sofort nach Kenntnis der Zusammenhänge zu vermeiden gelernt hat.

Einen dritten Weg für die Einbringung radioaktiver Stoffe in den Körper kennen wir von der Einspritzung eines Thorium-X-haltigen, also radioaktiven Röntgenkontrastmittels, welches wegen der ganz besonders schönen Bilder längere Zeit in der Medizin Verwendung fand. Da alle strahlenden Energien mit Wellenlängen kürzer als das sichtbare Licht krebserzeugend wirken, habe ich schon 1943 dringend vor der Verwendung gewarnt und auf die drohende Gefahr von radioaktiv ausgelösten bösartigen Geschwülsten hingewiesen. Aus den Gedankengängen der Mutationstheorie der Geschwulstentstehung und aus allgemein-krebs-pathologischen Erfahrungen heraus habe ich die Latenzzeit von der Einbringung der Substanz bis zum Auftreten der ersten Geschwülste im voraus auf 12—18 Jahre veranschlagt. Tatsächlich sind der Voraussage entsprechend nach genau 12 Jahren die ersten menschlichen Krebsgeschwülste auf Grund dieses radioaktiven Kontrastmittels beobachtet worden und leider sind weitere noch zu befürchten.

Kurzum, die drei kurzen Beispiele sind uns Mahnung genug, bei der Verwendung radioaktiver Stoffe beim Menschen äußerste Vorsicht walten zu lassen. Vergessen wir nicht, daß es sich um strahlende Energien handelt, die in der natürlichen Umwelt des Menschen praktisch nicht vorkommen und daß uns die Natur selbst diesen Energien gegenüber keinerlei Schutzinstinkte und keinerlei Abwehrreaktionen mitgegeben hat.

Tröstlich ist es, zu erfahren, daß in den großen Atomkraftanlagen Schutzmaßnahmen durchgeführt werden, die wirklich beruhigend zu wirken vermögen. Die Substanzen werden durch Schutzschilder abgeschirmt. Die Luft der Arbeitsräume wird abgefiltert. Unter bestimmten Bedingungen wird nur mit Fernbedienungsgeräten gearbeitet. Die Angestellten werden mit allen Schikanen moderner Atomphysik auf Verschleppung radioaktiver Stoffe kontrolliert. Besondere Gesundheitsphysiker überwachen Geräte, Luft, Kleidung usw. Große Filteranlagen in den hohen Schornsteinen halten auch für die weitere Umgebung radioaktive Stoffe völlig ab. Es ist also selbst an den Stätten höchster Konzentration radioaktiver Produkte eine Vorbeugung gegen ihre Schäden möglich.

Ist es den Menschen von heute gegeben, neue Elemente, die in der Natur selbst nicht vorkommen, mit Mitteln der Atomphysik herzustellen und mit radioaktiven Stoffen wissenschaftlich und praktisch zu arbeiten, so sollte es dem Menschen, so hofft man wenigstens, auch möglich sein, Schädigungen nicht nur von Einzelmenschen, sondern auch von der Menschheit selbst fernzuhalten, und doch zugleich den potentiellen Segen der Atomenergie nutzbar zu machen.

Gerade das Thema „Atom und Medizin" bringt uns nachdrücklich zum Bewußtsein:

„Wir mögen die Welt kennen lernen, wie wir wollen, sie wird immer eine Tag- und eine Nachtseite behalten."[1]

Literatur.

Soweit in vorstehendem Vortrag auf Untersuchungen der Heidelberger Chirurgischen Universitätsklinik Bezug genommen wurde, sind nachstehende Arbeiten herangezogen worden:

1. *Bauer, K. H.:* Mutationstheorie der Geschwulstentstehung. Berlin 1928.
2. — Thorotrast und Krebsgefahr. Chirurg **15,** 104 (1943).
3. — Über Thorotrastschäden und Thorotrastsarkomgefahr. Chirurg **19,** 387 (1948).
4. — Das Krebsproblem. Einführung in die Allgemeine Geschwulstlehre. Für Studierende, Ärzte und Naturwissenschaftler. Berlin-Heidelberg 1949.
5. *Eichler, O., F. Linder* u. *K. Schmeiser:* Untersuchungen des peripheren Kreislaufs mit radioaktivem Natrium. Klin. Wschr. **1949,** 480. — Die Durchblutung plastisch chirurgischer Rollappen, gemessen mit radioaktivem Natrium. Chirurg **22,** 340 (1951). — Zum gleichen Thema: Verh. dtsch. Ges. inn. Med. 56. Kongr. 1950.
6. *Eichler, O., H. Hess, F. Linder* u. *K. Schmeiser:* Zur Behandlung des Schilddrüsencarcinoms mit Radiojod. Langenbecks Arch. u. Dtsch. Z. Chir. **269,** 19 (1951).
7. *Schwaiger, M., H. Maier-Leibnitz* u. *K. Schmeiser:* Messungen an Thorotrast in Geweben. Klin. Wschr. **1949,** 311.
8. *Schwaiger, M.:* Intrakavitäre Thorotrastschäden. Langenbecks Arch. u. Dtsch. Z. Chir. **265,** 356 (1950).

---

[1] *Goethe:* Maximen und Reflexionen; Kröners Taschenausgabe S. 11.

9. *Schwaiger, M.,* u. *K. Schmeiser:* Zur Infusionstherapie nach Eingriffen am Magen. Chirurg **21,** 613 (1950).

10. *Schwaiger, M., E. v. Lüttichau* u. *K. Schmeiser:* Blutvolumen bei chirurgischen Erkrankungen (Untersuchungen mit Radiophosphor P 32). Chirurg **23,** 150 (1952).

11. *Schwaiger, M.:* Die Bedeutung der Blutvolumenverhältnisse für die Entstehung des chirurgischen Schocks. Langenbecks Arch. u. Dtsch. Z. Chir. **273,** 158 (1953).

12. *Karcher, H.:* Über Thorotrastschäden. Langenbecks Arch. u. Dtsch. Z. Chir. **261,** 459 (1949).

13. — Der Calcium- und Phosphorstoffwechsel bei den normalen und gestörten Knochenbruchheilungen, sowie in frischen und konservierten Transplantaten. Ein Nachweis mit den radioaktiven Isotopen P 32 und Ca 45. Langenbecks Arch. u. Dtsch. Z. Chir. **275,** 1 (1953).

14. *Schütze, R.,* u. *E. Klar:* Die Vitalfluorochromisierung von Hirntumoren mit Atebrin als diagnostisches Hilfsmittel bei Hirngeschwulstoperationen. Chirurg **22,** 166 (1952).

15. *Schütze, R.:* UV-Strahlung und Atebrin als diagnostisches Hilfsmittel bei Geschwulstoperationen. Strahlenther. **88,** 520 (1952).

16. *Linder, F.:* Radioaktive Isotope im Dienste der Chirurgie. Chirurg **22,** 97 (1952).

17. *Linder, F.,* u. *F. Ruf:* Schilddrüsencarcinom und Radiojod. In *Schwiegk, H.:* Künstliche radioaktive Isotope in Physiologie, Diagnostik und Therapie. Berlin-Heidelberg 1953, S. 775.

Ferner wurden benutzt:

18. *Zimen, K. E.:* Angewandte Radioaktivität. Berlin-Heidelberg 1952.

19. *Schwiegk, H.:* Künstliche radioaktive Isotope in Physiologie, Diagnostik und Therapie. Berlin-Heidelberg 1953.

K. H. BAUER:

Literaturverzeichnis.

I. Bücher.

1. Rassenhygiene. Ihre biologischen Grundlagen. Leipzig 1926.
2. Frakturen und Luxationen. Berlin 1927. Ins Spanische übersetzt Barcelona 1929.
3. Mutationstheorie der Geschwulstentstehung. Berlin 1928.
4. Die Praxis der Sterilisierungsoperationen (zus. m. v. *Mikulicz-Radecki*). Leipzig 1936.
5. Handbuch der Erbbiologie des Menschen (zus. m. E. *Hanhart*-Zürich, *Lange*-Breslau und *Just*-Berlin). 7 Bände. Berlin 1939/40.
6. Lehrbuch der Chirurgie (zus. m. *R. Stich*). 10./11. Aufl. Berlin 1941. 14./15. Aufl. Berlin-Heidelberg 1949.
7. Vom neuen Geist der Universität. Schriften der Universität Heidelberg Heft 2. Berlin-Heidelberg 1947.
8. Chirurgie. Naturforschung und Medizin in Deutschland. Fiat-Review. Band 77. Wiesbaden 1948.
9. Das Krebsproblem. Einführung in die Allgemeine Geschwulstlehre. Für Studierende, Ärzte und Naturwissenschaftler. Berlin-Heidelberg 1949.
10. Fehler und Gefahren bei chirurgischen Operationen (zus. m. *R. Stich*). 3. Aufl. Jena 1954.
11. Die Mutationstheorie der Geschwulstentstehung Völlig neubearbeitete 3. Auflage. Berlin-Heidelberg 1954 (in Vorbereitung).
12. Über Fortschritte der modernen Chirurgie und andere akademische Reden. Berlin-Heidelberg 1954.

Einzelarbeiten und Abhandlungen.

13. Die zentrale Leberruptur und ihre Folgen. Ein Beitrag zur Pathogenese und Begutachtung der Leberabszesse. Vierteljahrschr. f. gerichtl. Med. u. öffent. Sanitätswesen **56**, 1 (1919).
14. Das Lokalisationsgesetz der Magengeschwüre und daraus sich ergebende neue Fragestellungen für das Ulcusproblem. Mitt. Grenzgeb. d. Med. u. Chir. **32**, 217 (1920).
15. Über Osteogenesis imperfecta. (Zugleich ein Beitrag zur Frage einer allgemeinen Erkrankung sämtlicher Stützgewebe.) Dt. Zschr. Chir. **154**, 166 (1920).
16. Über Lokalisation und Entstehung der Magengeschwüre. Dtsch. med. Wschr. **46**, 1/136 (1920).

191

17. Über Identität und Wesen der sog. Osteopsathyrosis idiopathica und Osteogenesis imperfecta. Dtsch. Z. Chir. **160**, 289 (1920).
18. Konstitutionspathologie und Chirurgie. (Die Bedeutung der Konstitutionspathologie für das medizinische Denken mit besonderer Berücksichtigung der Chirurgie.) Dtsch. Z. Chir. **162**, 1 (1921).
19. Über den Konstitutionsbegriff. Z. f. Konstitut.lehre **8**, 155 (1921).
20. Zur Vererbungs- und Konstitutionspathologie der Hämophilie. Dtsch. Z. Chir. **176**, 109 (1922).
21. Das konstitutionelle Problem in der Chirurgie. Dtsch. med. Wschr. **48**, 833 (1922).
22. Zur Vererbungs- und Konstitutionspathologie der Hämophilie. Dtsch. Z. Chir. **181**, 422 (1923).
23. Über die Erbbiologie der Hämophilie und deren Bedeutung für unsere Vorstellungen von der Natur der Gene. Verh. Dtsch.Ges. Vererb.wiss. Z.indukt. Abstammungs- u. Vererb.lehre **30**, 314 (1923).
24. Erbkonstitutionelle „Systemerkrankungen" und Mesenchym. Klin. Wschr. **2**, 624 (1923).
25. Über das Wesen der Magenstraße. Arch. klin. Chir. **124**, 565 (1923).
26. Über die Magenstraße. Vortrag Pathologenkongreß 1923. Dtsch. med. Wschr. **49**, H. 22 (1923).
27. Allgemeine Konstitutionslehre. In *„Die Chirurgie"*, herausgeg. von *M. Kirschner* u. *O. Nordmann*. Berlin Bd. II, S. 297 (1924).
28. Gibt es eine Hämophilie beim Weibe? Arch. Gynäk. **121**, 462 (1924).
29. Konstitutions- und Individualpathologie der Stützgewebe. In *Brugsch-Levy:* Die Biologie der Person. Bd. III, S. 223 (1927).
30. Genpathologie. Bruns' Beitr. klin. Chir. **135**, 96 (1925).
31. Technisches zur abdomino-sakralen Rektumexstirpation. Bruns' Beitr. klin. Chir. **135**, 114 (1925).
32. Magenstraße und Magenulcus. Zugleich ein Beitrag zur Frage der Exstirpation der Magenstraße. Bruns' Beitr. klin. Chir. **135**, 223 (1925).
33. Untersuchungen über die Frage einer erbkonstitutionellen Veranlagung zur Struma nodosa colloides. Bruns' Beitr. klin. Chir. **135**, 512 (1925).
34. Konstitutionsforschung beim Menschen (Kongreßreferat). Z. Züchtungskunde **1**, 172 (1926).
35. Fehler und Gefahren in der Chirurgie. Kasuistische Mitteilungen über Fehler und Gefahren bei Magenoperationen. Zbl. Chir. **53**, 997 (1926).
36. Zur Prophylaxe und Therapie postoperativer Tetanieanfälle. Arch. klin. Chir. **142**, 27 (1926).
37. Gibt es eine Hämophilie beim Weibe? (zus. m. *Wehefritz*). Arch. Gynäk. **129**, 1 (1926).
38. Zur röntgenologischen Darstellung der Samenwege von der Urethra aus. Zbl. Chir. **54**, 3210 (1927).
39. Homoiotransplantation von Epidermis bei eineiigen Zwillingen. Bruns' Beitr. klin. Chir. **141**, 442 (1927).
40. Untersuchungen über die gleiche Gallensteingeneration zu zwei verschiedenen Zeitpunkten. Bruns' Beitr. klin. Chir. **142**, 436 (1928).

41. Der Bau der Gallensteine im Lichte ihrer Röntgenogramme (zus. m. *H. Habs*) Bruns' Beitr. klin. Chir. **143,** 1 (1928).

42. Zur Lösung des Problems der Blutgruppenvererbung. Klin. Wschr. **7,** 1588 (1928).

43. Fortschritte der Vererbungslehre und Geschwulstfrage. Arch. klin. Chir. **152,** 278 (1928).

44. Zur Genetik der menschlichen Blutgruppen. Z. indukt. Abstammungs- u. Vererb.lehre **50,** 1 (1929).

45. Die Bildung einer geschlossenen Gelenkhöhle bei der Kniemobilisation. Chirurg **1,** 691 (1929).

46. Erfahrungen mit dem Kirschnerschen Aufsplitterungsverfahren bei Pseudarthrosen. Chirurg **1,** 871 (1929).

47. Frakturen und Luxationen Übersichtsreferat). Jahresber. Chir. 1927.

48. Naturleza y tenicca de la transfusion de la sangre. Revista Medica **10,** 630 (1929).

49. Zur Bekämpfung des lebensbedrohlichen Mediastinalemphysems nach Preßnarkose. Zbl. Chir. **56,** 1666 (1929).

50. Gibt es eine lokalisierte Form der Marmorknochenkrankheit? Zbl. Chir. **56,** 2327 (1929).

51. Die Chirurgie der Gallenwege. Handbuch der praktischen Chirurgie von *Garre-Küttner-Lexer*. 6. Aufl. 3. Bd. (1929).

52. Zertrümmerung von Gallensteinen. Arch. klin. Chir. **162,** 84 (1930).

53. Experimentelle und histologische Untersuchungen über die Blutstillung mit Hochfrequenzstrom. Arch. klin. Chir. **162,** 325 (1930).

54. Schädelbrüche. Med. Welt 2/3 (1931).

55. Wundinfektion. Panaritium und Phlegmone. Allgemeininfektion. Handbuch der ärztlichen Begutachtung von *Liniger, Weichbrodt, Fischer*, I, 391 (1931).

56. Blut- und Lymphgefäße. Dortselbst I, 701 (1931).

57. Die elektrische Blutstillung, ihr Mechanismus und dessen Erklärung. Arch. klin. Chir. **163,** 564 (1931).

58. Über Selbstzertrümmerung von Gallensteinen und Neubildung von Steinen auf der Grundlage von Steintrümmern. Arch. klin. Chir. **165,** 53 (1931).

59. Zur Untersuchungsmethodik von Konkrementen. Vhdlg. dt. Path. Ges. **26,** 299 (1931).

60. Die Bedeutung der Vererbungsbiologie für das Geschwulstproblem. Strahlenther. **42,** 939 (1931).

61. Über die elektrochirurgische Behandlung bösartiger Geschwülste. Fortschr. Ther. **7,** 705 (1931).

62. Erfahrungen mit der Knochennaht nach Magnus. Chirurg **4,** 353 (1932).

63. Die zirkuläre Kraniotomie als Entlastungstrepanation bei drohender Turmschädelerblindung und bei nicht lokalisierbaren Hirngeschwülsten. Dtsch. Z. Chir. **237,** 402 (1932).

64. Bericht über die 45. Tagung der Vereinigung nordwestdeutscher Chirurgen. Bruns' Beitr. Chir. **157,** 102 (1933).

65. Erfahrungen mit der Kniegelenksresektion bei Tuberkulose. Zbl. Chir. **59,** 2146 (1932).

66. Operationen am Thorax. Fehler und Gefahren bei chirurgischen Operationen von *Stich-Makkas*. 2. Aufl. S. 229 (1932).

67. Operationen an Wirbelsäule und Rückenmark. Becken. Fehler und Gefahren bei chirurgischen Operationen von *Stich-Makkas*. Jena, 2. Aufl. (1932) S. 287.

68. Ist die Henle-Albeesche Operation bei Spondylitis tuberculosa noch erlaubt ? Bruns' Beitr. Chir. **157**, 337 (1933).

69. Die Bedeutung der Chirurgie für die Schulung des Arztes (Antrittsvorlesung Breslau). Bruns' Beitr. Chir. **158**, 83 (1933).

70. Kurzvorträge und Demonstrationen. Breslauer Chirurgische Gesellschaft. Zbl. Chir. **60**, 2569 (1933).

71. Extraperitoneales oder transperitoneales Vorgehen bei Operationen am lumbosakralen Teil des Grenzstranges des Sympathicus ? Zbl. Chir. **61**, 1510 (1934).

72. Die Bedeutung des Gesetzes zur Verhütung erbkranken Nachwuchses für die Chirurgie. Chirurg **6**, 329 (1934).

73. Über angeborene chirurgische Erkrankungen und Mißbildungen im Lichte erbbiologischer Betrachtungsweise (Kongreßreferat). Monatsschr. Kinderheilk. **62**, 124 (1934).

74. Der Nachweis einer Systemerkrankung bei örtlichen körperlichen Mißbildungen als Beweismittel für deren erbgenetische Bedingtheit (dargestellt am Beispiel der sog. kongenitalen Patellarluxation). Zus. m. *I. Göttig*. Z. mensch. Vererb.- u. Konst.lehre **19**, 8 (1935).

75. Über Technik und Methodik der Sterilisation beim Mann (Kongreßreferat). Arch. klin. Chir. **183**, 611 (1935).

76. Der Brown-Pearce-Tumor des Kaninchens als ein Testobjekt experimenteller Geschwulstforschung (zus. m. *K. Deckner*). Bruns' Beitr. Chir. **162**, 513 (1935).

77. Die Behandlung der postoperativen Tetanie mit besonderer Berücksichtigung des A. T. 10. Societé internat. d. Chir. X. Congres Kairo 1936.

78. Wilhelm v. Gaza †. Chirurg **8** (1936).

79. Bericht über die 29. Tagung der Südostdeutschen Chirurgenvereinigung am 29. 8. 36 zu Nimptsch. Bruns' Beitr. klin. Chir. **165**, 150 (1936).

80. Breslauer Chirurgische Gesellschaft (Referat). Zbl. Chir. **64** (1936).

81. Fortschritte der experimentellen Krebsforschung (Kongreßreferat). Arch. klin. Chir. **189**, 1 (1937).

82. Über den mit Farbzeichnungen kombinierten Operationsfilm. Zbl. Chir. **64**, 823 (1937).

83. Erbkrankheiten und Versicherung vom Standpunkt der Chirurgie. Arch. orthop. u. Unfallchir. **37**, 30 (1937).

84. Unsere Vorstellungen von der Entstehung des Magengechwürs und die daraus sich ergebenden Leitsätze für dessen Behandlung. Chirurg **9**, 250 (1937).

85. Über Sympathicuschirurgie. Med. Klin. Heft 41 (1937).

86. Erwiderung auf die Arbeit von *H. Knaus:* „Zur Dauer der Zeugungsfähigkeit nach der Vasektomie" (Zbl. Chir. 1937, Nr. 26, 1506). Zbl. Chir. **64**, 2459 (1937).

87. Berufsschäden und Krebs (Kongreßbericht). Vhdlg. Dtsch. Patholog. Ges. 30. Tag. 239 (1937).

88. Die Mutationstheorie der Geschwulstentstehung. Neuere Erg. a. d. Geb. d. Krebskrkh. (1937).

89. Weitere Erfahrungen mit cancerogenen Stoffen (zus. m. *B. Rarei* und *H. Gummel*). Arch. klin. Chir. **193,** 499 (1938).

90. Der Bruch der Schädelbasis (Kongreßbericht). Arch. klin. Chir. **196,** 460 (1939).

91. Chirurgische Vererbungs- und Konstitutionslehre. *Die Chirurgie*, 2. Aufl. von *Kirschner-Nordmann*. Bl. I. S. 127 (1940).

92. Krebs und Vererbung. Münch. med. Wschr. **87,** 474 (1940).

92a. Erbpathologie der Stützgewebe beim Menschen. (zus. m. *W. Bode*). Im Handbuch der Erbbiologie des Menschen. Herausgeg. von *K. H. Bauer, Hanhart, Lange* u. *Just.* Bd. 3, S. 105. Berlin 1940.

93. Erbbiologie der Geschwülste des Menschen. Im Handbuch der Erbbiologie des Menschen. Herausgeg. von *K. H. Bauer, Hanhart, Lange* u. *Just.* Bd. 4/II, S. 1122. Berlin 1940.

94. Albert Fromme zum 60. Geburtstag. Zbl. Chir. **68,** 2234 (1941).

95. Otfried Foerster †. Chirurg **13,** 431 (1941).

96. Zur Klinik der sog. Prostatahypertrophie. Münch. med. Wschr. **88,** 748 (1941).

97. Kurzer Beitrag zum Schenkelhalsproblem, besonders über Heilung der Schenkelhalspseudarthrose durch Doppelbolzung. Zbl. Chir. **68,** 2239 (1941).

98. Walter Sebening †. Chirurg **14,** 640 (1942).

99. Über allgemeine Kriegschirurgie der Gliedmaßen. Münch. med. Wschr. **89,** 771 (1942).

100. Marknagelung oder Drahtextension? Zbl. Chir. **70,** 254 (1943).

101. Über die einzeitige Lungenlappenexstirpation bei freiem Brustfellraum Chirurg. **15,** 1 (1943.

102. *Dietrich Schneider* †. Chirurg. **15,** 32 (1943).

103. *Georg Magnus* †. Chirurg. **15,** 62 (1943).

104. *Martin Kirschner* †. Gedächtnisrede gehalten in der Aula der Universität Heidelberg am 16. 1. 1943. Chirurg **15,** 129 (1934).

105. Thorotrast und Krebsgefahr. Chirurg **15,** 104 (1943).

106. Herzsteckschuß, dreifache Geschoßembolie. Chirurg **15,** 697 (1943).

107. Die Mutationstheorie der Krebsentstehung im Lichte ihrer physikalischen und chemischen Beweismittel. Münch. med. Wschr. **90,** 681 (1943).

108. Über Verletzten- und Krankensport vom Standpunkt der Chirurgie. Arch. orth. u. Unfallchirurgie **42,** 465 (1943).

109. Wesentliche Vereinfachung der „Perthesplastik" bei Radialislähmung. Chirurg. **17/18,** 1 (1946).

110. Weitere Vereinfachung der „Perthesplastik" bei Radialislähmung. Chirurg **17/18,** 501 (1947).

111. Zum Problem der Ohnhänderversorgung und zur Frage der operativen Behandlung, insbesondere des Krukenbergarmes. Vhdlg. Dtsch. orth. Ges. 36. Kongreß. (1947). S. 51.

112. Nimmt der Krebs zu ? „Univers. Stunde". Karlsruhe 1948, S. 91.

113. *Otto Kleinschmidt* †. Chirurg. **19,** 385 (1948).

114. Bericht über Krebstagung in Heidelberg am 18. 7. 1948. Z. Krebsforsch. **56,** 205 (1949).

115. Aus der Arbeit der Universität 1946/47. n Schrift. d. Univ. Heidelberg 3. Heft S. 1 (1948). — Rechenschaftsbericht als Prorektor 1945/46.

116. Grundsätzliches und Technisches zur Greifarmplastik nach Krukenberg. Klin. Wschr. **26,** 65 (1948).

117. Über Thorotrastschäden und Thorotrastsarkomgefahr. Chirurg **19,** 387 (1948).

118. Vom Krebsproblem. Universitas **3,** 57 (1948).

119. Über Syn- und Anticarcinogenese. Klin. Wschr. **27,** 118 (1949).

120. Zur Chemotherapie des Krebses mit mutativen Stoffen, insbesondere über mutative Syncarcinocolyse. Klin. Wschr. **27,** 159 (1949).

121. Erkenntnisse und Fortschritte in der Krebsforschung. Neue Zeitung 1949 Nr. 24.

122. Chemotherapie maligner Tumoren (Kongreßreferat). Vhdlg. Dtsch. Ges. innere Med. **55,** 365 (1949).

123. Über Chemie und Krebs — dargestellt am „Anilinkrebs" (Kongreßreferat) Arch. klin. Chir. **264,** 21 (1949).

124. Über Fortschritte in der Krebsforschung (Kongreßreferat). Vhdlg. Dtsch. Ophthalmol. Ges. 55. Kongreß 1949. S. 7.

125. *Friedrich Bernhard* †. Chirurg **20,** 259 (1950).

126. Die Elektrokoagulation als Behandlungsmethode von Hypophysentumoren. Bruns' Beitr. klin. Chir. **180,** 321 (1950).

127. Die Chemotherapie im Kampf gegen den Krebs. Umschau **50,** 7 (1950).

128. *v. Mikulicz* zum 100. Geburtstag. Dtsch. med. Wschr. **75,** 1534 (1950).

129. Über Probleme der Krebsverhütung. Krebsarzt **6,** 1 (1951).

130. Prostatahypertrophie und Prostatakrebs. Arch. klin. Chir. **267,** 548 (1951).

131. Zur Behandlung von Hypophysentumoren. Arch. klin. Chir. **267,** 164 (1951).

132. Über den heutigen Stand des Krebsproblems (Festvortrag). Wiener klin. Wschr. **63,** 451 (1951).

133. Über Mediastinaltumoren und ihre operative Behandlung. Dtsch. med. Wschr. **76,** 597 (1951).

134. Probleme der Blutübertragung und des Blutspendedienstes. Dtsch. med. Wschr. **77,** 321 (1952).

135. Zur Chemotherapie krebsbedingter Pleuraexsudate. Arch. klin. Chir. **271,** 253 (1952).

136. Über die sacro-abdominelle Rectumexstirpation. Chirurg **23,** 145 (1952).

137. Zur geistigen Situation unseres Faches. Eröffnungsansprache des Vorsitzenden. Chir. Kongreß 1952. Arch. klin. Chir. **273,** 3 (1953).

138. Neue Wege der Unfallchirurgie. Referat. Berufsgenossenschaftstag 1952. S. 33.

139. Zur Chirurgie der Hypophyse und der Nebennieren (Referat Mittelrhein. Chir. Vereinigg.). Arch. klin. Chir. **274,** 606 (1953).

196

140. Über den Zusammenhang zwischen malignen Tumoren und Unfällen bzw. Berufsschäden (Kongreßreferat). Vhdlg. d. dtsch. Ges. f. Unfallheilk. etc. 15. Tgg. S. 76 (1951).

141. Grundsätzliches zu Fragen der Unfallheilkunde. Dtsch. med. Wschr. **78**, 1377 (1953).

142. Hormone und Krebs. Dtsch. med. Wschr. **78**, 1525 (1953).

143. Operationen am Thorax. Zus. m. *B. Löhr*. In „Fehler und Gefahren bei chirurgischen Operationen" von *Stich-Bauer*, 3. Aufl., S. 345 (Jena 1954).

144. Operationen an Wirbelsäule und Rückenmark. Becken. „Fehler und Gefahren bei chirurgischen Operationen" von *Stich-Bauer*, 3. Aufl., S. 400 (Jena 1954).

145. Grundsätzliches zu Fragen der Unfallheilkunde. Vortrag Chirurgenkongreß 1953. Arch. klin. Chir. **276**, 280 (1953).

146. Exogene Krebsursachen und die Grundlagen der Krebsprophylaxe. In *Heilmeier:* 2. Freiburger Symposion. Berlin-Heidelberg 1954, S. 249.

147. Fortschritte der Chirurgie in ihrer Bedeutung für die Unfallheilkunde. Referat Unfalltagung Frankfurt 21. 11. 1953. Bericht über die Unfallchirurgische Tagung in Frankfurt/M., veranstaltet vom Landesverband Hessen-Mittelrhein der gewerbl. Berufsgenossenschaften. 1954, S. 12.

148. Über Fortschritte der modernen Chirurgie. Vortrag vor Universitätsgesellschaft Heidelberg 21. 11. 53. In *K. H. Bauer*, Über Fortschritte der modernen Chirurgie und andere akademische Reden. Berlin-Heidelberg 1954, S. 1.

149. Geschwulst und Trauma. Zus. m. *R. Frey*. Handbuch der Unfallheilkunde. Stuttgart 1954 (In Druck).

150. Der Bronchialkrebs — als Produkt inhalierter Carcinogene. Dtsch. med. Wschr. **79** (1954) (in Druck).

151. Festrede auf *V. Schmieden* zum 70. Geburtstag. In *K. H. Bauer*, Über Fortschritte der modernen Chirurgie und andere akademische Reden. Berlin-Heidelberg 1954, S. 65.

152. Vom Krebsproblem. (Krebsstatistik, Krebsverursachung, Krebsverhütung.) Dortselbst 1954, S. 141.

153. Atom und Medizin. Dortselbst 1954, S. 176.

154. Über die doppelseitige Adrenalektomie bei reaktivierten Metastasen nach Mammacarcinom. Zus. m. *P. Ehlers*. Arch. klin. Chir. **278** (1954) (in Druck).